中醫臨床經典⑦

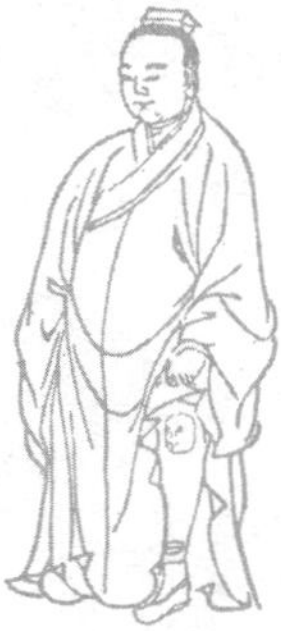

仙傳外科秘方

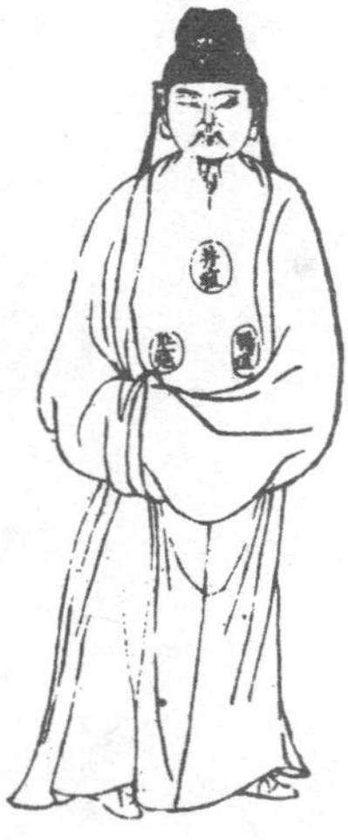

趙宜真 撰

文興出版事業

【出版序】

本書原名《仙傳外科集驗方》，簡稱《外科方》，爲元末明初淨明道第四代宗師趙宜眞所集撰，成書於明洪武戊午年（西元1378年）。全書分爲十一卷、十三品類，分別論述救治各種內外科疾病及雜症之方，尤以論治外科癰疽疔瘡等病爲主。書中所收藥方四百餘首，除傳統驗方外，亦廣採民間驗方，爲一部有臨床實用價値之外科專著。而該書前有趙宜眞洪武戊午年自序、洪武壬戌年（西元1382年）吳有壬序。

宜眞於自序題《仙傳外科集驗方序》，稱楊清叟所編之《外科集驗方》一帙，曾授吳寧極，後輾轉授於趙宜眞。其方簡要，但惜未版行。後經宜眞輯錄整理而成此十一卷本之《仙傳外科秘方》一書。因曾以書中之方治癒其徒劉順川之疾，其徒蕭鳳岡樂捐己貲繡梓，散施流通。據吳有壬序稱此書之梓版刊行是在趙宜眞仙化之後，即1382年5月，序中提到「因循至壬戌夏五月而原陽仙化，遺命囑其徒終其志。將所受《秘方》總編爲一卷」。

而綜觀中醫學的發展，古代道教徒爲了求得長生不死，一直在實踐中創造和發展養生方法，雖然其長生不死的目的未能達成，但這些養生術對人們的健身延年卻具頗多成效，許多方法在今日仍有借鑒價值。現存《正統道藏》中的這類著作，便是一例，而本書也被收入《道藏》中，可見它是古代道教醫學著作的重要代表之一。

發行人 浩心容

乙酉年孟春

仙傳外科集驗方序

（趙宜真 自序）

余少讀書嘗聞先哲云爲人子者不可不知醫於是遇好方書輒喜傳録累至數十帙見有疾者如切己身嘗製藥施與一日先君子訓曰施人以藥不若施人以方則所濟者廣從而有已驗之方必與樂善之士共及冥棲方外悉棄舊學況經塵劫煨燼無遺僅外科集驗方一帙迺禾川楊清叟所編述以授吳

寧極寧極之子有章以授西平善觀李先生先生以授於宜真者其方簡要惜未版行故獨存之昨來遊金精福地道經雩都吾徒蕭天倪鳳岡本西昌望族自幼學道於紫陽觀二十載前嘗從予遊亦能召風雨濟旱澇蓋道緣深重履踐端恪之所致也其師弟劉致柔順川數年間徧身苦瘡癬服荆黃湯敗毒

散諸藥俱不効予因以外科方授之用返魂湯未終劑而愈天倪乃欣然捐己貲繡梓散施流通其惠濟之意如此則雨暘之應禱也宜哉雖然予有故人曾害鼓椎風往來寒熱數月伏枕諸醫不能療最後一醫士診之曰雖成痼疾而有客邪在少陽經未解若曾服五積散則誤矣詢之果然因投小柴胡湯數

服寒熱頓除却用本科追風丸等藥理其風
證而全瘳矣夫雜病有方傷寒有法二者兼
盡其道迺爲良醫若以大方外科各專其一
正恐或有所誤而不自知則又豈能全美乎
此外科論證處方雖極其造理校於諸方爲
獨優在圓機之士臨證之時尤當加審焉者
洪武戊午九月朔日浚儀趙宜眞原陽子序

吳有壬　序

醫之爲藝尚矣自神農氏始嘗百草辨溫涼寒熱之性以濟民於夭枉其功莫大焉厥後扁鵲華陀最精於技治療之法效驗如神惜其術不盡傳今之外科迺其緒餘也外科之證癰疽爲甚蓋疽有陰陽虛實之不同用藥稍差則立至危殆其次如疔瘡咽喉之屬尤易以殺人世之工外科者因爲不少求其能

精類不多見浚儀原陽趙鍊師以通儒名家學於老氏道行高潔超邁輩流處心切於濟人以平昔所獲奇異方書彙聚成帙中經兵火散失唯外科方僅存戊午秋挾其書遊金精寓雩都之紫陽觀蓋二十年前嘗以道法授其觀之高士簫鳳岡今而重過又能愈其徒劉順川積年不治之瘡疾鳳岡即欲版行

以廣其扶危救急之意而雩都谷邑艱於得
匠因循至壬戌夏五月而原陽仙化遺命囑
其徒終其志將所受秘方總編爲一卷觀原
陽之自敘與鳳岡之捐貲版行其用心皆拯
其忠厚是書之行可以拯危急利倉卒使凡
爲人子者皆得此書可不陷於不孝使凡爲
醫者皆得此書可不墮於不仁則仁人孝子

之心具在此予故爲之序庶幾不負其編緝
之勤也時洪武陽復月廬陵友蘭父吳有壬
序

【目錄】

仙傳外科祕方卷之一

浚儀原陽子趙宜真集

敘論癰疽發背品第一

外科冠癰疽於雜病之先者變故生於頃刻性命懸於毫髮故也夫癰疽之名雖有二十餘證而其要有二何則陰陽二證而已發於陽者爲癰爲熱爲實發於陰者爲疽爲冷爲虛故陽發則皮薄色赤腫高多有椒眼數十而痛陰發則皮厚色淡腫硬狀如牛頸之皮而不痛又有陽中之陰似熱而非熱雖腫而實虛若赤而不燥欲痛而無膿既浮而復消外盛而肉腐陰中之陽似冷而非冷不腫而實赤微而燥有膿而痛外雖不盛而內實煩悶陽中之陰其人多肥肉緊而內虛陰中之陽其人多瘦肉緩而內實而又有陽變而爲陰者草醫涼劑之過也陰變而爲陽者大方熱藥之驟也然陽變陰者其證多猶可返於陽故多生陰變而陽者其證少不復能爲陽矣故多死然間有生者此醫偶合於法百中得一耳所謂發者積於中而發於外也大抵人之一身皆本於五臟五臟之氣皆稟於胃氣胃爲五臟之根本故胃受谷脾化之以生氣脾主肌肉胃氣傳五臟而行血脉以經絡一身而晝夜一周雖癰疽有虛實寒熱皆由氣鬱而成其因有三內因外因不內外因內因候於人迎人迎者左手關前一分也外因候於氣口氣口者右手關前一分也人迎氣口之脉和平則爲不內外因也其源有五一天行時氣二七情內鬱三體虛外感四身熱摶於風冷五食炙煿飲法酒服丹石等熱毒

以此五者爲邪氣鬱於胃中胃氣盛而體實則邪氣相搏而流注於經絡滋於所滯血脉會聚壅結而成癰胃氣弱而體虛則邪氣盛而宿於經絡凝澁流積血脉不潮內腐而成疽故曰外形如粟中可容谷外貌如錢裏可着拳惡毒膿管寸長深滿膿血交粘用藥可痊臭穢無絲血敗氣衰陽絕陰盛神仙難醫醫之用藥當量人虛實察病冷熱推其所因究其所原而後治之使內外相應不可一槩而論如病發於陽而極熱則當有順其氣匀其血氣順則毒氣宣通而不滯血匀則血脉流動而自散蓋氣爲陽血爲陰陰陽調和病者自安外則用涼藥而觸之熱盛則血得涼而易散不散則熱已痿而血凝於涼此陽變爲陰之漸乃壞爛之根本也急歸得涼以治之解其外攻四圍之血路出其中間已成之膿毒然後依法以收其功也如病發於陰而極冷則內用平補之藥以宣其氣滋其血助其元陽從其脾胃待其飲食進精神回然後順氣匀血如常法外用熱藥以潮會一身之氣血回死肌拔毒氣然後用温藥以散之其極冷者或又爲涼藥所誤者不得已於三建而回陽則病必旁出再作方爲佳此陰變爲陽之候更生之兆也若內陽不回外證不見是爲獨陽絕陰不可爲矣蓋陽者氣也陰者血也陽動則陰隨氣運則血行氣不運而血死血死則肌死肌死則病死矣冷證則用熱藥者不過行其氣血也蓋血氣遇熱則行遇涼則止也雖然冷熱之藥用之固妙尤當先乳香豆粉救其心護其膜蓋心爲一身之主

牢膜爲五臟之囊橐病之初發毒必上攻心胞絡故先嘔逆而後癰疽或先癰疽而後嘔逆者胞絡根於心也苟治之不早則心主受毒神無所舍元氣昏暝矣病之初發毒必旁腐肌肉苟治之不早則毒氣透膜膜透則元氣泄臟府失養精神枯槁脉壞絶矣故病至盛而生者内見五臟而膜完全者也亦有至微而死者肌肉未潰而膜先透者也此救心護膜所以爲第一義歟是方乃遇神仙秘授神聖工巧不可具述非尋常草醫一草一木一針一刀之比得其要者寶之寶之

服藥通變品第二

榮衛返魂湯又名通順散又名何首烏散

何首烏不犯鐵　當歸　木通去皮節

赤芍藥炒　白芷不見火　茴香炒

土烏藥炒　陳枳殼麩炒若惡心加姜汁炒

甘草

右方止此九味各等分水酒湯使隨證用之水酒相半亦可惟流注加獨活每服四錢病在上食後服病在下食前服

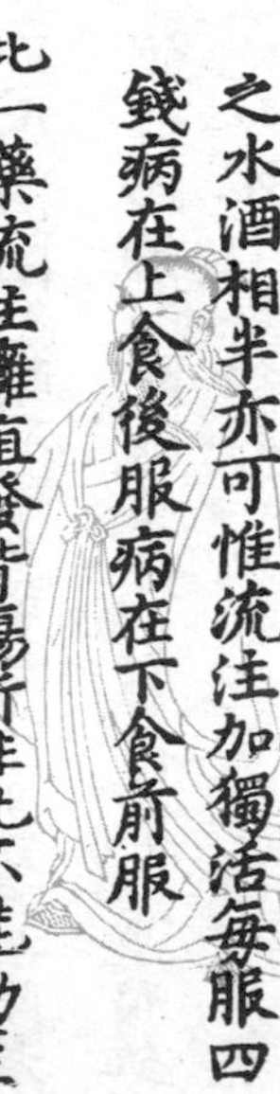

此一藥流注癰疽發背傷折非此不能効至於救壞病活死肌弭患於未萌之前拔根於既愈之後中間君臣佐使如四時五行更相迭旺真神仙妙劑隨證加減其効無窮何則此藥大能順氣匀血故也夫氣陽也血陰也陽動則陰隨氣運則血行陽滯則陰凝氣弱則血死血死則肌死肌死則病未有不死者矣故必調其陽和其陰然後氣血匀二者不可偏廢只調陽不和陰則氣耗而血凝肌必不活如五香連翹之類是已只和陰不調陽

則血旺而氣弱疾必再作如內補十宣之類是已然二藥亦須參用之不可執一爲妙此藥扶植胃本不傷元氣蕩滌邪穢自然順通不生變證真仙劑也用法開具于後

一發背既久不愈乃前醫用涼藥過也涼藥內傷其脾外冰其血脾主肌肉脾其受傷飲食必減顏色痿瘁肌肉不生血爲脉絡血一受冰則氣不旺肌肉糜爛故必理脾脾健肉自生宜於此方中去木通少用當歸倍加厚朴陳皮盛則用家傳對金飲子又盛則加白豆蔻之類爲妙

一凡治流注可加獨活流注者氣血凝滯故氣流而滯則血注而凝加此藥者可以動蕩一身血脉血脉既動豈復有流注乎流注起於傷寒傷寒表未盡餘毒流於四肢經絡溢於所滯而後爲流注也如病尚有潮熱則裏有寒邪未盡散此方中可加升麻蘇葉如服此而熱不退可加乾葛如有頭疼加川芎並用姜水煎如無潮熱可用水酒相半煎酒大能行血生氣故也氣生血行病愈可必然流注須表者何也所以推其因究其源不忘病之本根也寒邪既盡表之大過則爲冷流注尤爲難治故宜略表爲妙表後第二節宜服溫平之藥乃十宣內補是已如不效第三節宜加附子或服四柱散數服即止溫藥亦不可多用恐增痛苦返成膿血不乾第四節仍歸本方收效然表未盡則餘毒附骨而爲骨癰夫流注者傷寒之餘毒骨癰者又流注之敗證也流注非傷寒之罪乃醫者表之

未盡也骨癰非流注之過又庸醫涼藥之過也庸醫無識心盲志聾妄稱明見雖知爲骨癰而治之無法又復投之涼藥烈之毒刀則毒氣滯涼藥觸鐵器則愈附骨而不能愈矣不然則人之骨何以有癰骨而成癰非藥可治故名附骨疽又名白虎飛尸留連周朞展轉數歲冷毒朽骨出盡自愈其不愈者至於終身有之此皆失於初也其骨腐者多爲副骨尤或可痊正骨腐則終身廢疾故膿白而清者碎骨初脫肉深難取膿黃而膿者碎骨將出肉淺可取宜以利刀取之詳在後章此不過治骨癰之槩耳　又有病經數月傷於刀刃羸弱拳攣咳嗽膿血壞肉陰爛者此皆冷極陽弱陰盛不可以唾紅爲熱宜以好附子加減治之　又有毒自手脚頭面而起疼痛徧身上至頸項經絡所係去處如瘍瀝貫珠者此爲風濕流氣之證宜以加減小續命湯及獨活寄生湯與此方參錯用之
又有兩膝痛起以至徧身骨節皆痛婦人類血風男子類軟風此名風濕痺又名瀝節宜以附子八物湯加減用之　又有癰腫在項腋兩乳旁兩胯軟肉處名爲瘰癧癰此冷證無熱宜以内補十宣散與此方參用小兒不可輕用附子恐生驚癎切不可更犯針刀薄血無膿努肉難合宜以濕熱藥貼散内消倘犯針刀生努肉亦以此藥收功倘用藥微疼略有驚癎宜用全蝎觀音散加減用之驚定藥如故事又有小兒亦患宿痰失道者癰腫見於頸項臂膊

胷背等處是爲冷極全在熱藥敷貼之功留口病須再作爲佳治法在後　一又有流注大如匏瓠覆椀見於胷背其證類發而甚惡用藥之後形勢一有微動即非發矣宜以內補十宣與此方隨證通變用之可以內消大抵諸證皆原於冷故爲痛者骨痛也骨者腎之餘腎虛則骨冷骨冷所以痛所謂骨疽皆起腎者亦以其根於此也故補腎必須大附子方能作效腎實則骨有生氣疽不附骨矣凡用藥不可執一貴乎通變

一凡癰疽初萌必氣血凝滯所成爲日既久則血積於所滯而後盛作故病人氣血盛者此方中減當歸多則生血發於他所再結癰腫生生不絕斯乃祕傳醫者少知也

一凡癰疽生痰有二證一胃寒生痰此方中加半夏健脾化痰二熱鬱而成風痰此方中加桔梗以化咽膈之痰並用生姜和水酒煎

一凡腦發背發在上者此方中可去木通恐導虛下元爲上盛下虛之病難於用藥老人虛弱者尤宜去之

一凡病人有瀉者不可便用此方宜先用止瀉藥白礬生用爲末溶開黃蠟爲丸米飲下三十丸俟瀉止方用此藥蓋人身以血氣爲主病癰之人氣血凝聚一處爲膿若臟腑不固必元氣泄而血愈寒難愈此藥大能順氣故也大抵氣順則血行氣耗則血寒氣寒則血死血死則肌肉不生投之熱藥則肌肉無元氣不足以當之徒增苦投之涼藥則

無是理是方雖仙授要在用之得當不然則有刻舟之患矣至於流注又不可一槩論也若涼藥耗散元氣虛敗有用三建取効者其疾多緣於冷故也尤當審其脉辯其證的出於冷而然後用之亦不可過過亦有害但陽脉回腫處紅活骨有生氣寒氣不能相附爲疽即歸功本方以取効此爲全妙法

一此藥元散末皆可水酒湯使臨時裁度用之貴人加木香爲衣病者有熱痰咳嗽當沉香貝蘇葉湯皆可下圓用蜜爲丸

一此方非但治癰疽發背傷折至於男子婦人疝氣血氣皆可用屢獲効矣有一婦人患氣疾五年發時只是塊痛嘔逆水漿不下一發便死用此藥爲丸木香湯下一服嘔止再服痰氣順遂愈

一凡傷折皆不脫此方但加減有差詳見傷折類中如尋常打破傷損或傷心胞並皆治之在頭上則去木通枳殼加川芎陳皮常用加丁皮蘇葉能活血加破故紙五靈脂能破宿血水煎熟了却用濃酒一盞侵入候再沸却入大黃末空心服之如通順藥只四服先二服中入大黃末後二服不必用只是催發便下如不通用枳殼湯一向催如若不通即不可治不可坐視人死而不知也　補血十宣散之類

一凡傷折常用此方可去木通名何首烏散蓋首烏能扶血故也如刀刃傷有潮熱面腫氣喘乃破傷風證可服索血散葛根湯數服姜葱煎發散或敗毒散三四服外用

數貼藥依法治之無不愈者
一經年腰痛加萆薢玄胡索酒煎服
一脚氣加檳榔木瓜川山甲水煎服
一宿痰失道非惟人不識自仙授以來惟餘一派知之人身有痰潤滑一身猶魚之有涎然痰居胃中不動則無病動則百病生或喘或咳或嘔或暈頭痛睛疼徧身拘急骨節痺疼皆外來新益之痰乃血氣敗濁凝結而成也何則臟腑氣逆鬱結生痰當汗不汗蓄積生痰飲食過傷津液不行聚而生痰其常道則自胃脘達肺脘而出其失道自胃脘而流散於肌肉皮毛之間脾主肌肉肺生皮毛故凡胷背頭項腋胯腰腿手足結聚腫硬或痛或不痛按之無血潮雖或有微紅亦淡薄不熱堅如石破之無膿或有薄血或清水或如乳汁又有壞肉如破絮又恐如瘰癧在皮肉之間如雞卵浮浴於水中可移動軟活不硬破之亦無膿血針口努肉突出惟覺咽喉痰實結塞作寒作熱即皆其證急於此方中加南星半夏等藥以治其內外用玉龍熱藥以拔其毒便成膿破爲良其輕無膿者必自內消如熱極痰壅則用控涎丹（紫大戟 甘遂 白芥子 等分爲末 糊丸）如徧身腫硬塊大如盃盂生於喉頸要處者尤爲難治夫血氣和暢自無他病氣行不順血化爲痰痰復失道則血氣衰敗不能爲膿但能爲腫硬纏必然也此證陽少陰多隨證用藥回陽生氣補血控涎外則用後法作起一身氣血引散冷塊萬一腫不消不作痛不爲熱（體）氣實無

他證肉塊與好無異此又一證也切不可輕用針刀自戕如草醫曾用針灸陰爛其肉或用毒藥點脫使人增寒壯熱法當通順其氣血於此方中加升麻以除其寒邪用斂口結痂之藥以安之使爲疣贅而已萬一病自作臭穢糜爛不免動刀則有妙劑可以代刀不可輕泄即白礬枯朴消二味爲末敷之

一肚腸內癰宜服十宣散與此方相間用之並加忍冬藤此藥最治內癰但當審其虛實或通或補補須用附子通則用大黃如不明虛實則此方亦自能通順十宣自能內補可無他變至於肺癰初覺飲食有碍胸膈微痛即是此證急須察脉審其虛實虛則用此方加附子相出入用之若稍再作即用十宣散內補之即自消散實則用此方加大黃略通之使毒氣下宣爲妙蓋肺與大腸相表裏故也如內癰已成宜以海上方與此方加減參用之喘咳膿血者肺癰也大便有膿自臍出者肚癰也忍冬藤甘草節煮酒妙

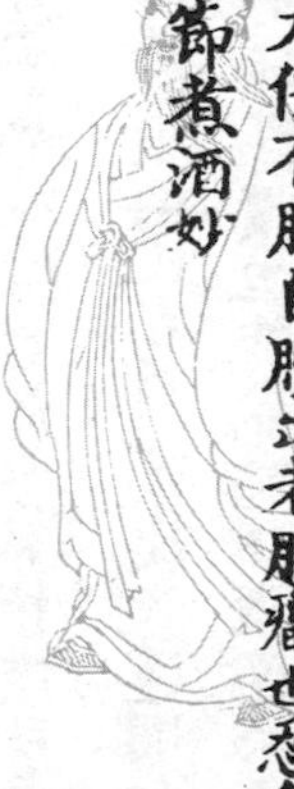

仙傳外科秘方卷之一

仙傳外科秘方卷之二

浚儀原陽子趙宜真集

用敷貼温藥品第三

沖和仙膏一名黃雲膏又名仙膏治冷熱不明者用之茶酒隨證

川紫荊皮五兩重炒又名紅肉又曰內消　赤芍藥二兩重炒

獨活三兩重炒不用節　白芷一兩重不見火　木臘又名望見消陽春雪隨加減炒用即石菖蒲

右五件並爲細末用法詳見于後

夫癰疽流注雜病莫非氣血凝滯所成遇温即生遇涼即死生則散死則凝此藥是温平紫荊皮木之精能破氣逐血消腫獨活土之精能止風動血引氣拔骨中毒去痺濕氣更能與木臘破石腫堅硬赤芍藥火之精微能生血住痛去風木臘水之精能生血住痛消腫破風散血白芷金之精能去風生肌止痛蓋血生則不死血動則流通肌生則不爛痛止則不掀作風去則血自散氣破則硬可消毒自散五者交攻病安有不愈乎

一凡病有三證治有三法如病極熱則此方中可倍加紫荊皮木臘少用三品亦能消散之但功少遲耳如病極冷則此方微加赤芍藥獨活亦能活血而消散之功亦稍遲而不壞病

一如病熱勢大盛切不可用酒調但可用葱泡湯調此藥熱敷上葱亦能散氣故也血得熱則行故熱敷也如病稍減又須用酒調酒能生血遇熱則血愈生酒又能行血遇温則血愈行矣

一瘡面有血泡成小瘡不可用木臘恐性粘

起藥時生受宜用四味先敷後用木臘蓋在上面覆過四圍以截助攻之血路凡敷藥皆須熱敷乾則又以元湯濕透之使藥性濕蒸而行病自退

一如用正方四面黑暈不退瘡口皆無血色者是人曾用冷藥大過不可便用玉龍蓋肌未死也恐藥力緊添痛苦宜於此方加肉桂當歸以喚起死血自然黑暈退見功効血回即除加藥只以正方取効

一如用正方痛不住可用酒化乳香沒藥於火上使溶然後將此酒調藥熱塗痛止

一流注筋不伸者可於此方加乳香敷之其性能伸筋故也

一如瘡口有赤肉突出者其證有三一是著水二著風三是刀破後刀口番突宜以此方加少南星以去風用姜汁酒調其不消者必是庸醫以手按出膿核大重又以涼藥涼了皮以致如此若投以熱藥則愈糜爛此又有口訣焉宜用白礬枯朴消二味爲末敷之次用硫黃摻之外服榮衛加對金文卜占中日

一若病勢熱盛者不可便用涼藥熱盛則氣血壅會必多大涼則血退不徹返凝於涼故宜溫冷相半用之血得溫則動挾涼則散可用此方加對停洪寶丹用葱湯調塗貼

一此方乃發背流注之第一藥也學者當通變妙用表裏相應則病在掌握之中但發背甚者死生所係惟此藥功最穩重終始可恃決無變壞若發之輕者草醫亦能取効然有變證流弊之患此無他發於陰則

非草醫之可治矣豈如是劑兼陰陽而並治奪造化之神功哉至如流注一疾雖不能死人而十有九爲廢疾廢疾流連死亦隨之縱有醫之能愈者亦必半年周歲之後方見其效此乃百中之一然終爲殘弱之身矣惟吾此派仙方藥奇效速萬不失一端有起死回生之效非言所能盡述夫流注乃傷寒之餘毒也故有表未盡者餘毒客於經絡氣血不勻則爲熱流注所謂醫之能愈者熱也熱病少見有表散大過氣血衰者餘毒流入腠理腠理或踈或密爲冷流注所謂醫之難愈者冷也冷病常多故傷寒表未盡者非特爲熱證而已其餘毒亦多爲冷證皆原於腎虛故作骨疽冷則氣愈滯而血愈積故但能爲腫而不能爲膿若醫者投之以涼劑則所謂冷其所冷而陰死於陰惟有壞爛肉腐毒氣著骨而爲骨癰流爲廢疾故曰骨癰者流注之敗證也又曰骨癰非流注之罪乃醫者涼劑之過也夫流者動也注者住也氣流而滯則血注而凝氣爲陽血爲陰陽動則陰隨氣運則血行吾所以能移流注於他處而散之者取其能動故也動則可移陽既移而動矣陰豈能獨住而不隨之者乎是故以獨活引之者以其性能動蕩氣血也引之一動則陰陽調和不能爲膿而散之於所移之處勢必然矣

一流注在背膊腰腿緊要處當用此方厚敷患處却單用一味獨活末酒調熱塗一路其盡處以玉龍誘之此移法也使血氣趨

於他所聚於無緊要處作膿又或消之若
已成膿則引不下急將此藥拔之出毒氣
免作骨疽如庸醫用了涼藥犯了針刀使
成骨癰非藥所愈又待其碎骨出盡方愈
若怯用針刀取之則用玉龍治法在後若
正骨出無治法副骨出可安

一方用白芷紫荆皮酒調以內消初生癰腫
名一勝膏又方只用赤芍木臘紫荆皮作
箍藥名三勝膏

一方治大人小兒偶含刀在口割斷舌頭已
垂落而未斷用雞白軟皮袋了舌頭用破
血丹蜜調塗舌根斷血却以蜜調和蠟稀
稠得所調此正方敷在雞子皮上取性軟
薄能透藥性故也如在口溶散勤勤添敷
三日舌接住方可去雞子白皮只用蜜蠟
調藥勤勤敷上七日全安學者觀此則知
通變活法妙用不在師傳之功如無速效
以金瘡藥參錯治之尤妙尤妙

一治癰腫未成膿不可便用洪寶丹敷貼頭
上恐為冷藥一冰血凝不消不能成膿反
能爛肉只用此方敷貼如不消欲其成膿
却以玉龍貼癰頭以燥之次用此正方在
玉龍之下四圍用洪寶丹箍住以截新潮
之血又若病未甚冰於涼藥者玉龍之下
不必用此方止以洪寶丹圍之

一如救壞病未見可用玉龍只用此方自然
穩當免病人苦

一發背初生未成單用紫荆皮末酒調箍住
自然撮細不開服藥止用柞木飲子乃救
貧良劑

一此方加南星草烏三味三分之二熱酒調敷諸癰可以潰膿不痛若單玉龍要洪寶丹箍住不若此法妙

一猘犬咬人單用紫交沙糖調塗留口金丹退腫嚼杏仁置口中去毒

一法加南星草烏二味與此方各一半熱酒調敷可治久損至妙至妙

一小兒軟節用此方加軍姜酒調敷若初發只用此方酒調敷成膿而止若初發之時用紫荊皮木蠟酒調敷可以必消切不用

洪寶丹

一爍疽心火熱毒也見於五心痛不可忍其狀如泡瘡而血赤外形雖小內有熱毒在心腌者難治在手足心者可療然治之須早稍遲或在心腌則腐肉粉碎神仙莫醫

凡有此疾在手心則用洪寶丹於手心環圍敷之以截其血却用沖和於手心留口收功在脚心則用洪寶敷在脚脛交骨四圍一二寸長以沖和收功如前

仙傳外科秘方卷之二

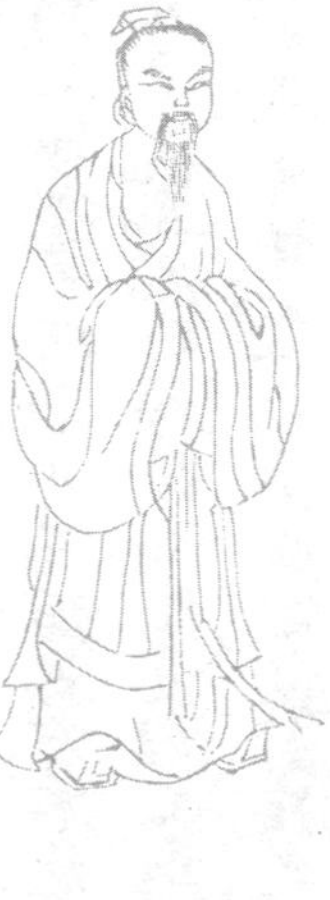

仙傳外科秘方卷之三

浚　儀　原　陽　子　趙　宜　真　集

敷貼熱藥品第四

回陽玉龍膏 性熱

草烏 三兩炒　南星 一兩煨　軍姜 二兩煨　白芷 一兩不見火

赤芍藥 一兩炒　肉桂 半兩不見火

此方治陰發背冷流注鼓椎風久損痛冷痺風濕諸脚氣冷腫無紅赤者冷痛不腫者足頑麻婦人冷血風諸陰證之第一藥也用法詳具于後用熱酒調塗

夫雜病雖見於皮膚手足之間而因必本於五臟六腑蓋臟腑之血脉經絡一身晝夜運行周而復始一臟受病必見於本臟脉息所經之處即陰陽分手足之所屬也其爲病有冷有熱熱者易治冷者難療夫冷必由臟腑元陽虛弱然後風邪得以乘間而入血氣不匀遂自經絡而客於皮膚之間脉息不能周流遂滋於所滯愈冷則愈積而不散復加庸醫用凉劑而內外交攻則其爲病鮮有不危者矣學者當觀其外之爲證而察其內之所屬表裏相應萬無失一此藥有軍姜肉桂足以爲熱血生血然既生既熱而不能散又反爲害故有草烏南星足以破惡氣驅風毒活死肌除骨痛消結塊喚陽氣又有赤芍白芷足以散滯血住痛苦生肌肉加以酒行藥性散氣血雖十分冷證未有不愈端如發寒灰之焰回枯木之春大抵病冷則肌肉陰爛不知痛癢其有痛者又多附骨之痛不除則寒根透髓非尋常之藥所能及惟此藥大能逐去陰毒迎回陽氣住骨中痛且止肌肉皮膚

之病從可知矣但當斟酌用之不可大過則
爲全美治法加減蹺舉如左
一發背發於陰又爲冷藥所誤又或發於陽
而誤於藥冷陽變爲陰滿背黑爛四圍好
肉上用洪寶丹把住中間以此藥敷之一
夜陽氣回黑者皆紅察其紅活即住此藥
却以沖和收功如不効欲作膿又以南星
草烏加於沖和用之如陽已回黑已紅惟
中間一點黑爛不能紅者蓋血已死可以
朴消明礬又云白丁香硼砂乳香用唾調
勻於黑紅交處作一圈上用沖和蓋之至
明早起藥自然去黑肉如割却以藥洗之
掞以生肉合口收功
一流注冷證多附骨肉硬不消骨寒而痛筋
縮不伸若輕用刀針並無膿血若止有乳

汁清流或有瘀血宜用此藥敷之若稍緩
止以軍姜白芷肉桂草烏等分熱酒調敷
骨寒除而痛止則氣溫和而筋自伸肉硬
自消矣然治流注不可無木臘以其性能
破積滯之氣消堅硬之腫最妙又不可多
多則能解藥性蓋此證主於溫藥故也
一皷椎風起於中濕或傷寒餘毒又或起於
流注之壞證或起於風濕虛痺此證有三
一是兩膝相搕行步振掉膝肐脛骨微腫
二是膝肐腿骨交接處大如椎腿股肉消
皮縮裹骨三是上腿腫大下股冷消蓋是
膝爲肝肝經有風寒濕氣則血脉不流而
作此遂爲膝寒所滯凝流不動下股之血
脉有去而無返是以愈瘦愈冷而筋愈縮
上腿之血脉有積而無散是以愈腫愈熱

而肉愈瘦其原若起於流注則肉癡者爲爛爛則冷毒腐骨腐骨一出神仙無術未破則肌肉尚未死急以此藥熱酒調敷膝肶骨上腿處以住骨痛回陽氣又以沖和塗下腿冷處引其血氣使流動而下通貫血脉又以此方敷脛骨交處以接所引之血脉以散所積之陰氣內則用追風丸倍加乳香以伸筋如法服之無不愈者如人欲出方可用五積散加姜桂芷歸又加大川烏牛膝檳榔木瓜或茶或酒調

一男子婦人久患冷痺血風手足頑麻或不能舉動可用綿子夾袋此藥在中心却以長長纏在痛處用絹袋繫定此藥能除骨痛附在肉上覺皮膚如蟻緣即其功也如痺可加丁皮吴茱萸沒藥大川烏等分然後全在追風丸表裏交攻去病如神

一風脚痛不可忍內用追風丸外用此方加生面姜汁調熱敷欲得立止可依法加乳香沒藥化開酒調爲妙

一久損入骨者蓋因墜壓跌撲傷折不曾通血以至死血在所患之處久則如雞肺之附肋輕者苔蘚之暈石年少之時血氣溫和尤且不覺年老血衰遇風寒雨濕其病即發宜以此方熱酒調敷內則用搜損尋痛元表裏交攻爲妙雖然血氣虛弱之人病在胷肋腰背之間者謂之脱垢不除變爲血結勞不論老少遠年近歲大而徧身小而一拳半肘醫之則一此等乃根蒂之病此非一劑可愈磨以歲月方可安未成勞者易已成勞者難

一法只用南星草烏加少肉桂能去黑爛潰膿謂之小玉龍

一治石癰用此方熱酒調敷外却用洪寶箍住四圍待成膿後破

一婦人乳癰多因小兒斷乳之後不能回化又有婦人乳多孩兒飲少積滯凝結又有經候不調逆行失道又有邪氣內鬱而後結成癰腫初發之時切不宜用涼藥冰之蓋乳者血化所成不能漏泄遂結實腫核其性清寒若爲冷藥一冰凝結不散積久而外血不能化乳者方作熱痛蒸逼乳核而成膿其苦異常必爛盡而後已故病乳癰者旣愈則失其乳矣蓋乳性最寒而又滯以涼劑則陰爛宜也然涼藥亦未嘗不用用於旣破之後則佳如初發之時宜於此方中用南星姜汁酒兩停調勻熱敷即可內消欲急則又佐以草烏此藥味性烈能破惡塊逐寒熱遇冷即消遇熱即潰如已成癰腫則又從沖和依常法用之或加此草烏南星二味亦可破後觀其原原於冷用沖和收功原於熱用洪寶生肌且須用乳沒住痛以減其苦至於喫藥只用瓜蔞散隨人虛實參以通順散十宣相間服之多口者爲乳發乳房堅硬者爲乳石正在乳眥處腫者爲吹乳在乳兜囊下爲乳漏以肉懸垂而血易滿故也故爲難治一囊一口爲乳癰五十歲老人無治法外有老人乳節又爲可治蓋在垂囊肉上爲癰若近腦則爲節矣

一宿疾失道癰腫無膿者可用此藥點頭病

必旁出再作爲佳不然則元陽虛耗此爲敗證如元陽虛耗敗證者急用全體玉龍敷之拔出成膿服藥則通順散加桔梗半夏當歸肉桂等藥若病紅活熱驟則當歸沖和爲佳切不可誤投涼劑此方但能拔毒作膿病回即止不可過若能參用蹈服神劑尤妙出外科精要

一肚癰一證十有九死蓋胃屬陰外寒裏熱凡氣血朝聚趍熱避寒故多爲內癰不能外現間有微影欲出則又爲冷藥所觸及服涼劑雖有神仙莫施其巧醫者可不慎乎凡有此證初覺腹痛且以手按之痛苦走悶移動則爲氣塊若根不動外面微有紅腫則爲內癰急以此方拔出毒氣作成外癰然後收功沖和內則用通順散加忍冬藤治法如前若癰自能外現者不必用此方只用沖和爲妙不可輕用針刀如犯鐵器口不能合只用玉龍貼癰頭上四邊以沖和圍之依法自破若膿流不快依法用洪寶三分姜汁七分茶調敷之膿皆出盡內用十宣平補生肌外則依然收功沖和此證陰多陽少損人最害將安之際倍服內補以生氣血庶幾易愈否則消而復脹口不合既安之後尤宜多服內補加附子否則氣弱難平證冷者未破之先尤宜先服附子方好既破之後切不可用急澁斂口之藥恐食毒不散服藥力到自然合口至於內癰已成不能拔出只用沖和外貼使在外溫和成膿自臟腑而出不至內爛死生所係全在服藥之功治法見前最

忌毒食食毒即發反覆難療又有孕婦病此者又與此異內用紫蘇飲安胎勿輕與他藥若臨月則兒與膿俱下若尚遠則膿自大腑中下若初萌只服藥可消若癰在外面其證必熱惟可用沖和收功亦須審輕重用之恐有誤也

仙傳外科秘方卷之三

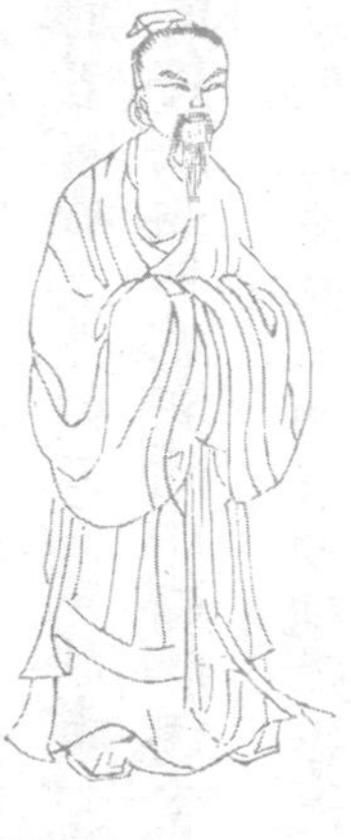

仙傳外科秘方卷之四

淩　儀　原　陽　子　趙　宜　真　集

敷貼涼藥品第五

洪寶丹又名金丹　寸金　四黃散　一黃散

破血丹　黃藥

天花粉三兩　姜黃一兩　白芷一兩　赤芍藥二兩

右為末茶酒湯使隨證熱塗諸般熱證癰腫金瘡之證

此一藥一涼而已能化血為水又能使血瘀積又能涼肌生肉又能去死肌爛肉及能破血退腫又能滯氣為浮能止痛又能為痛能閉膿又能出膿一反一覆此方藥性無他過涼効少遇熱効多故非十分陽證不可輕用恐或凝寒貽療費力若夫金瘡出血非此不可乃第一藥餘外但可為前二藥之佐使爾當審之審之大抵此三藥可合力同功者可獨將專權者可分司列職者可合圍交攻者可借援求救者可勇力相持者可正兵先鋒奇兵取勝者可奇兵先鋒正兵取勝者神聖工巧端與兵法無異然兵隨印轉將逐令行故立功取勝存乎其人苟非明理通變之士何足言哉用法如後

一若病勢大熱可用熱茶調敷如證稍溫則用酒調若用以撮膿可用三分姜汁七分茶調何也此藥最涼能使血退姜汁性熱能引血潮故血退則被引血潮被逐進退相持而後成膿作破逼膿盡流也

一凡瘡口破處肉硬不消者瘡口被風所襲也此方中加獨活以去風用熱酒調如又不消則風毒已深肌肉結實又加紫荊皮

有必消之理矣

一此方莫善去金瘡及諸熱證赤腫斷諸血根不使掀赤若癰疽不可輕用恐貼處不散反毒入內在胃則成胃癰在喉項則毒氣聚喉在胸背則陰爛臟腑在腹肚則為內癰殺人不救可不慎歟只以沖和玉龍依法詳證用之為妙

一年少血壯之人衰老血敗之士如有濺血無藥可止血盡人亡若在手足可用茶調敷手足上下尺餘遠若在胸背腰腹則全體敷之把住血路方能止卻用斷血藥五倍来方見後或神効軍中方撥口方得安愈

一治金瘡重者筋斷脈絕血盡人亡如要斷血須用繩及絹袋縛住人手臂卻以此方從手臂上用茶調敷住血路然後卻用斷血藥撥口卻不可使內補及四物等藥卻又能令人發嘔吐甚則口眼喎邪少焉發煩發熱成破傷風只可下對金飲加川芎白芷姜棗煎自安卻徐徐補血如或有破傷風證又須用破傷風藥即葛根湯之類方見後瘡口用軍中方加九肋鱉甲酥炙碾

一凡金瘡在頭面上者血不止急用此方茶調圍圍敷頸上截血瘡口邊亦用此敷軍中方撥口重十日輕者三日効

一凡金瘡著水肉番花者可用薤汁調此方敷瘡口兩旁以火微炙之或用旱稻稈烟熏之瘡口水出即愈如無水出即是風襲可用南星茶調敷之即愈然後以軍中方撥口妙

一治婦人產後或經絕血行逆上心不能主

或吐血鼻衄舌衄可以此方用井花水調敷頸上生艾汁調亦妙其血立止然後服藥以絕原如舌衄必有血泡破之復脹可用線於舌根頸縛住勿除於頸項上截血內用黃芩荊芥涼心之藥以收其原舌上用蜜調結口之藥以治之泡破除線血不脹矣服涼心藥四物湯加荊芥薄荷硃砂

一此方用藥調塗熱毒恐隨乾隨痛赤腫不退當用雞子清調敷諸熱毒雞乾妙湯火瘡同

一打破傷損在胸膈上者藥通血不下可用菉豆水調此藥末吞之即吐出而安又有從高墜下用通血藥不下數日病人幾死此必天時寒凍服大黃等藥冰之血凝片不行可用熱酒調軍姜末飲之片時血通人得更生蓋借熱性以活死血則前藥方能行矣

合用諸方第六

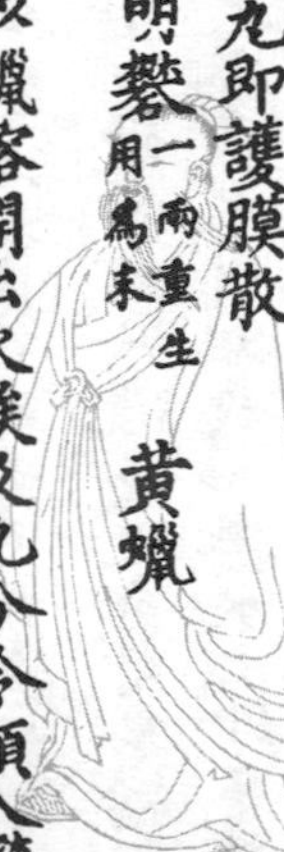

黃礬丸即護膜散

明礬一兩重生用為末　黃蠟

右以蠟溶開出火候及九分冷傾入礬末在內和為丸如梧桐子大每服十丸加至二十丸或米湯下未破者即潰已破者即合大能護膜救心防毒內攻

柞木飲子治發背癰疽已成未成並宜服之

此乃救貧良方

乾柞木葉四兩　乾荷葉心蒂　萱草根

甘草節　地榆各一兩重

右為散每服半兩水二椀煎至一椀分作二服早晚各進一服再合滓煎有膿者自

乾忒膿者自消忌一切毒食

三石散治患瘡消渴小便數宜服此藥

人參一錢　白朮一錢　當歸一錢

白芍藥一錢　桔梗一錢　知母一錢

山梔子一錢　茯苓二錢　連翹二錢

天花粉二錢　乾葛二錢　肉桂半錢

藿香半錢　木香半錢　甘草六錢

朴消一兩六錢　寒水石八錢　石膏八錢

滑石一兩　大黃一兩

右作末散每服五錢水一盞姜三片煎至一半用布絹絞汁入蜜少許服漸加一兩重一日三服常使小便疏通如有自利不用朴消大黃外科精要八味丸亦治此證

瓜蔞散治癰疽

瓜蔞新舊皆可和擀炒碎　川椒二十粒　甘草三五寸劃

乳香五粒如皂角子大

右用無灰酒三椀煮一椀去滓溫服其毒立散未成即破已成者膿自出皆不用手

海上方治內癰有膿敗血腥穢殊甚遂至臍腹冷痛此乃敗膿所致用此方推下膿

白芷一兩　白芍藥半兩　白礬枯半兩

單葉紅蜀葵根二兩

右為末蠟蓉溶為丸梧桐子大空心食前米飲下三十丸挨膿出盡十宣散補之

一方豬膏煎鯽魚治腸癰

一方鱉甲燒存性服

真君妙貼散

透明硫黃三兩　蕎麥麵二兩

右作末以井花水調和稀稠得所揑作餅子曬乾或焙乾收之如有惡瘡再用研碎

以井花水調敷之如痛即不痛如不痛即痛而愈

追風丸治男子婦人冷痺血氣手足頑麻流注經絡成鼓椎風並皆治之

沉香五錢　牛膝三兩酒浸炒　當歸三兩焙

薏苡仁二兩　白芷二兩　川芎二兩

羌活五錢　防風五錢炒　川烏一隻炮

赤芍五錢炒　天麻五錢炒　草烏五錢炒黃

肉桂五錢　乾姜一兩炒　丁皮五錢

乳香五錢　没藥五錢　木香五錢

木瓜三兩炒

右爲末蜜丸每服三十丸酒下如脚氣用酒糊爲丸温酒下爲末則用酒調服忌熱食

搜損尋痛丸能接骨遍身疼痛久損至骨如

金刃傷則在後用之

乳香二錢　没藥二錢　當歸一兩

草姜五錢炒　肉桂三錢　川芎一兩

薏苡仁一兩炒如筋絕脈絕多加此一味　丁皮五錢

獨活五錢炒　茴香二錢炒　草烏五錢炒黃色

骨碎補二兩炒　赤芍五錢炒　白芷五錢炒

石粘藤五錢炒一云二兩

右作末蜜爲丸用生姜細嚼温酒吞下如爲末用姜酒調服亦可浸酒喫亦可如折傷則須用藥徧身頑麻方可用藥接骨加草烏一七多熱酒調服量人老弱虛實加減用之如其人麻不解可用大烏豆濃煎汁解之如無豆淡煎濃豉亦可如吐加姜汁

復煎散治癰疽發背

黃柏一錢　黃芩一錢　黃連一錢
知母一錢　生地黃一錢酒洗　防風半錢
山梔子半錢　羌活半錢　黃芪半錢
麥門冬半錢　甘草半錢炙　獨活半錢
人參半錢　當歸尾二錢　陳皮
防風稍　甘草梢生　蘇木
當歸身　五味子　豬苓
藁本　連翹　桔梗
右㕮咀每服四錢水二盞煎至七分去滓
隨證上下食前後服
神鋒散又名替針膏
餅藥　針水　白丁香七粒
硇砂一字
右用針水調勻敷貼
烏金散去惡肉潰滯膿

巴豆半錢　寒食面二兩
右用水和麵作餅子包巴豆燒黑色量瘡
口大小乾摻
索血散凡刀刃傷有潮熱面腫氣喘乃破傷
風者此藥治之
乾葛虛弱老人出血多者去此加川芎代　防風三錢
赤芍藥三錢　細辛三錢　羌活三錢
桔梗三錢炒　甘草三錢　肉桂三錢
白芷三錢
右爲散姜葱煎服

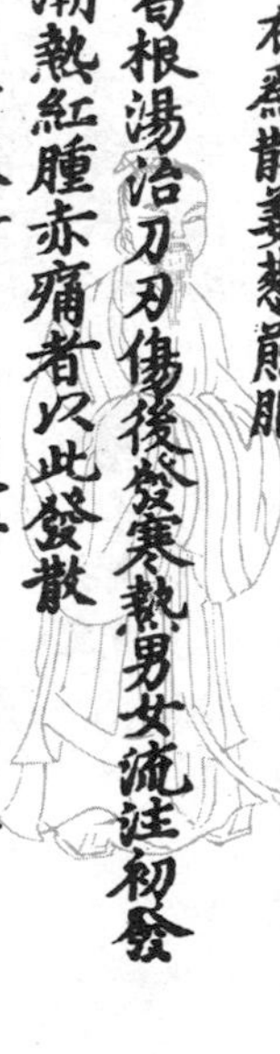

葛根湯治刀刃傷後發寒熱男女流注初發
潮熱紅腫赤痛者以此發散
升麻一兩　葛根二兩　甘草二錢
半夏五錢　蘇葉五錢　白芷五錢
丁皮五錢　川芎五錢　香附子五錢

陳皮五錢

右爲散每服二錢重姜葱煎空心服

散血散被刀刃傷血出過多用此補之

人參五錢　當歸五錢　白芷五錢

白茯苓五錢去四　黃芪五錢　八砂仁二錢

陳皮二錢　丁香二錢　枳梲炒三錢

牛膝酒浸三錢　川芎一兩　蒼术炒一錢

茴香炒一錢　甘草一錢　肉桂一錢去血多多

用此一味

右㕮咀每服三錢姜棗煎不拘時凡瘡口及杖瘡要生肉須服此藥十宣散亦可

通血散如肉傷無血出者及打撲徧身赤腫大小便不通以此通之

大黃三錢裹煨　當歸二錢焙

右用蘇木枳梲煎湯調温服如用酒加童便有潮熱不用酒如不通用炒枳梲煎湯引發

雞鳴散亦通血

大黃末生用　杏仁去皮尖炒

右爲末調服

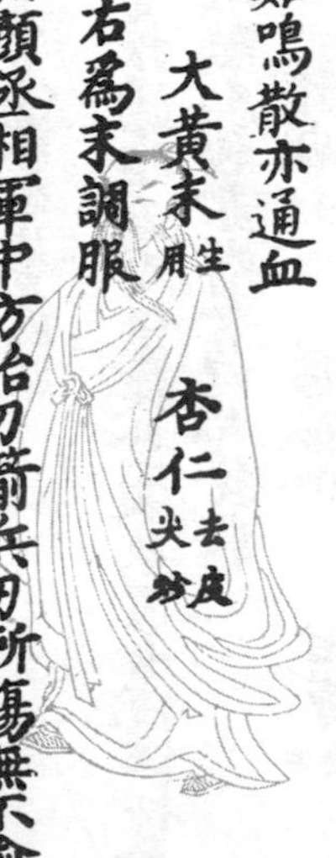

伯顏丞相軍中方治刀箭兵刃所傷無不愈者

乳香　沒藥　羌活　紫蘇　細辛

烏藥一云草烏　麝香半字　蛇含石煅

厚桂　白芷不見火　降香　當歸

蘇木　檀香　龍骨　南星　硫黃

寄生尾　花蕋石童便淬十數次

右等分爲末乾掺傷處止血止痛去風生肌瘡口四圍用洪寶丹敷貼神妙

薰洗方治一切癰疽發背諸瘡打破傷損骨

斷未破或未斷而腫痛者並皆治之

桑白皮（殺傷此為主）　白芷（一兩）　赤芍（二兩）

烏藥（腫骨痛此為主）　左纏藤　荆芥

橘葉　藿香（臭爛加此）　桕葉根（亦可）

右剉散隨證加減每藥一兩重用水二捥煎如洗金瘡加荆芥桑白皮臭加藿香毒瘡加烏桕根皮溫溫用湫斟洗如傷損偏身重者可於小房内無風之處用火先燒紅大磚數片先用熱藥湯熏洗如氣息溫又用紅磚逐旋淬起藥氣令熱得少汗出為妙

麝香輕粉散（又名桃紅散）生肉合口去痛住風一切癰瘡傷折口不合用藥洗後以此方乾摻

乳香　沒藥　五倍子（焙為主）

白芷（不見火去風生肌）　赤芍藥（散血止痛）　輕粉

國丹（水飛）　赤石脂（煅急性）　麝香

血竭（止血生肉）　檳榔（止血）　宣郎

當歸（酒洗焙）　海螵蛸

右研為細末摻口

神異四七膏治一切疰瘡惡瘡毒瘡久不愈者

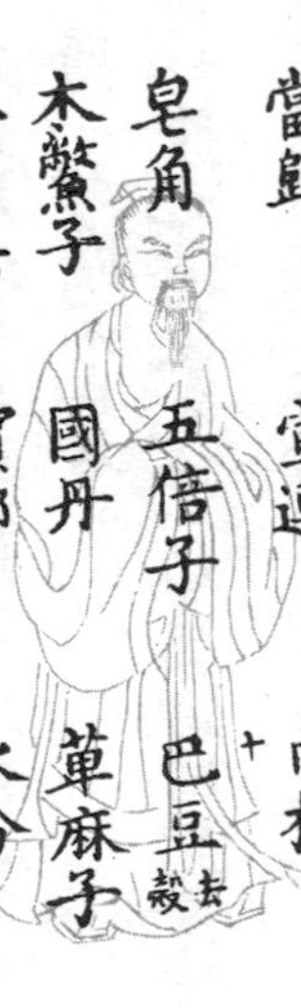

乳香　沒藥　防風

羗活　白芷　赤芍

當歸　宣連　肉桂

皂角　五倍子　巴豆（去殼）

木鱉子　國丹　萆麻子

無名異　檳榔　水粉

輕粉　楓香　萆薢（一用烏藥）

松香　黃蠟（各等分）　桃柳

槐枝　蠟膏　清油

右除乳沒麝輕粉丹另研外先用清油煎諸藥令焦方下楓香松香黃蠟蠟膏又熬令鎔用絹濾去前藥却下國丹水粉再熬令紫色然後下乳沒麝輕末用桃柳槐枝不停手攪匀滴水不散爲度將瓦器收貯出火毒方用

又方治止血生肉合口通變用法

滑石（性鍛）　寒水石（煆）　石膏（煆性鍛）

蕃香（燒）　雄黃（住臭去爛）　龍骨（煆性急）

川山甲（灰炒去水）　百草霜　劉寄奴（炒止血）

王不留行（炒止血）　金櫻子　九里光（止血）

苧根（燒存性）　老松皮（燒存性）

右各爲末加減用住痛一黑散亦能止血

百草霜　苧根（燒存性）　蕃降（並燒存性）挾口用

右先用老松皮燒存性爲末能住刀口杖瘡一切痛不止者

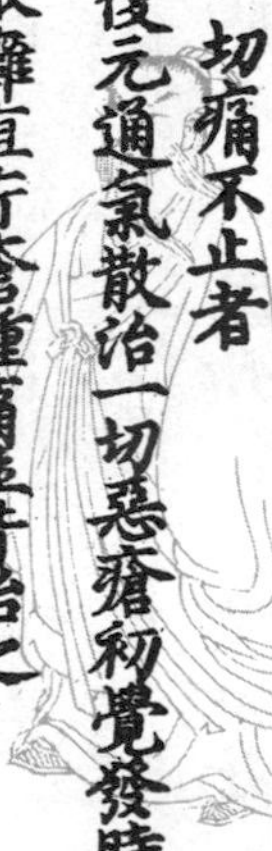

神効復元通氣散治一切惡瘡初覺發時連進三服癰疽疔瘡腫痛並皆治之

當歸（三兩）　甘草（一兩）　生地黃（半兩）

黃芪（一兩）　白芍（一兩）　天花粉（一兩）

熟地黃（半兩）　金銀花（二兩）

右每服五錢水盞半煎至一盞溫服隨證上下食前後服

本方藥品異名今注于後

馬肝石上何首烏　碧蓮莆木通可呼

紅牡丹名赤芍藥　陽春木蠟木菖蒲

快胃香茴香更好　長生草獨活人魅

金鴉散草烏形變　虎骨膏南星不殊
淮上橘來爲枳橈　龍泉香炒軍姜敷
補血脂當歸酒焙　寶鼎香姜黃最殊
玉箭名爲香白芷　土烏藥化土木蘇
金屑香桂不見火　紫霞膠即紫荊呼
玉髓瓊漿番乳沒　天花粉瑞雪糢糊
國老實名爲甘草　壽方取類可相扶

藥品製法

白芷肉桂不見火　何首烏不犯鐵器
土烏藥赤芍茴香紫荊皮望見消軍姜並
炒　獨活去節炒　當歸酒洗焙　枳殼
陳煨　甘草炙　木通去皮節　南星煨
淮草烏煨　姜黃天花粉生用

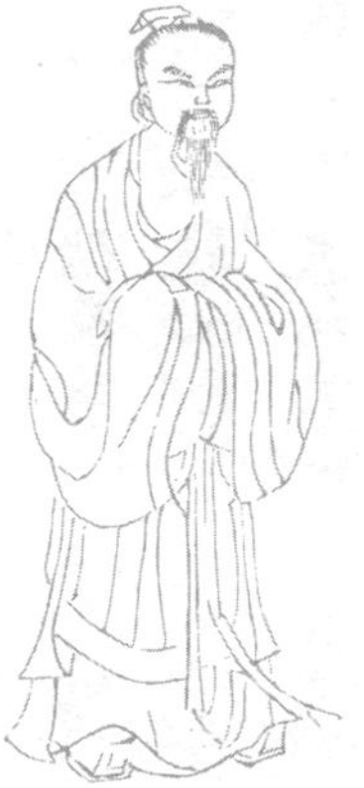

浚儀原陽子趙宜真纂

治癰疽經驗品

治消渴證多發癰疽之疾與此水立效

右杖下臘月水以攙取絲留湯沉清冷温服二十三次病退不渴

內補黃芪散治癰疽內虛不足膿水不絕四肢乏弱不能進飲食久不好必為內漏證

附子一兩　黃芪一兩　肉蓯蓉一兩
遠志一兩　麥門冬一兩　熟地黃一兩
巴戟一兩　白茯苓三錢　白芍藥三錢
人參三錢　石斛三錢　甘草三錢
北五味五錢　山茱萸五錢　兔絲子五錢
當歸五錢　芎藭五錢　地脈五錢
五章五錢

右總為細末每服二錢重以荊芥湯送下

內補散治癰疽發背潰膿出多內虛少力不進飲食

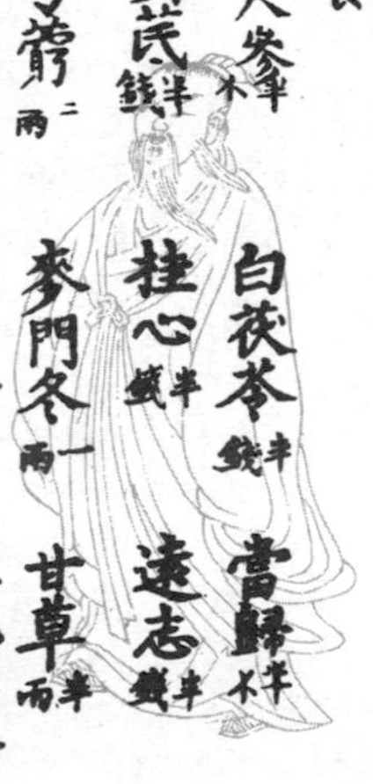

人參半兩　白茯苓半錢　當歸半兩
黃芪半錢　桂心半錢　遠志半錢
芎藭二兩　麥門冬一兩　甘草半兩
白芍藥一兩　陳皮一兩　熟地黃一兩
北五味一兩

右㕮咀水一盞半生姜三片棗子三箇煎至七分溫服

內補散治癰疽發背有陰證惡重者

附子　桂心　乾姜
白歛　人參　蜀椒二錢
芎藭二兩　赤小豆一合　黃芩半兩
防風一兩　甘草半兩

右㕮咀每服四錢重入酒煎至七分溫服

沉香散治諸發腫毒入腹心煩脹滿不進飲食

沉香一兩　木香一兩　薰陸香一兩

丁香一兩　大黃一兩　麝香少許

右㕮咀入水煎溫服

乳香散治發背內潰及毒氣攻衝嘔逆噁心內攻危證凡惡疽疔瘡癤宜日進一二服便毒出外不攻臟腑之證

乳香別研　真菉豆粉菉豆去皮亦可用

右研細為末每服一錢重新汲井水少許調服細細呷之要經絡發背大疽自肯下連腰脇腫盛其堅如石極紫黑醫以陳藥敷之中夜大嘔乃連進此藥三四服嘔逐止既而瘡潰出赤水淋漓四十日而愈又有一患瘰癧者疼痛輒嘔服此嘔逆即止

草節煎湯調服亦可

內消散治癰疽發背諸瘡癤結硬疼痛不止

人參一兩　當歸一兩　黃芪一兩

川升麻一兩　沉香一兩　黃芩一兩

防已一兩　防風一兩　蓬莪一兩

白斂一兩　甘草一兩　赤小豆一合炒熟

右總為細末每服二錢重不拘時溫酒調服

麥門冬散治發背乳癰赤腫疼痛體熱大煩渴不止

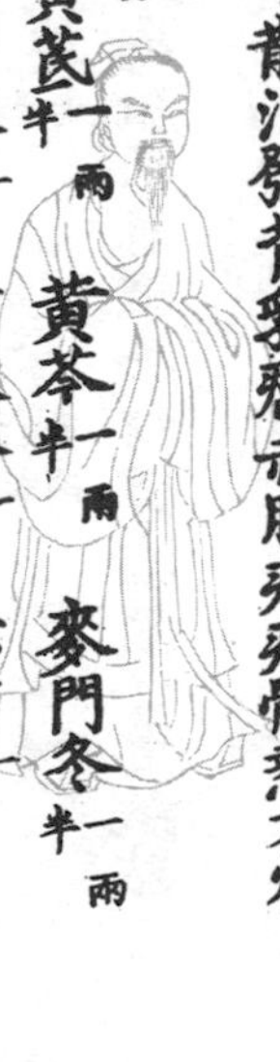

黃芪一兩半　黃芩一兩半　麥門冬一兩半

川升麻一兩　赤茯苓一兩　赤芍一兩

玄參一兩　當歸一兩　甘草一兩

知母一兩　栝蔞根一兩　生地黃

右㕮咀每服四錢重水煎食遠溫服熱甚
加淡竹葉燈草
木通散治癰疽諸發氣壅大小便不通
木通二錢 黃芩二錢 大黃二錢
土瓜根二錢 漏蘆二錢 甘草二錢
朴硝二錢 梔子仁三錢
右㕮咀水煎食前溫服以利為度
瞿麥散治癰疽發背排膿止痛利小便
桂心 赤芍 當歸
黃芪 芎藭 瞿麥
白斂 麥門冬各等分 赤小豆一合酒浸炒乾
如諸癰已潰未潰瘡中膿血不絶痛不可
忍加細辛 白芷 白斂 薏苡仁
右㕮咀每服四錢重入酒煎溫服

不止麒麟散治癰疽惡瘡生肌後犯房事用
力勞動努復出血不止
血竭半兩 檳榔半兩 白芨半兩
黃連半兩 黃栢半兩 訶子半兩
右總為細末用雞子白調塗敷之用紙貼
之藥乾即換忌用水調藥

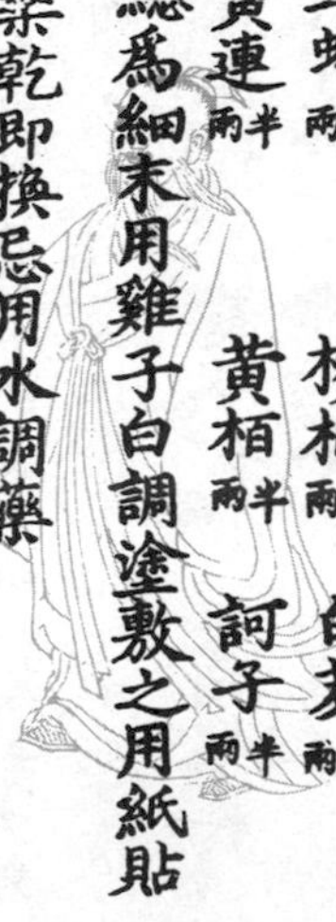

仙方化痰丹
明礬 遲礬 大半夏湯洗七次
大南星各二兩重一半湯洗七次一半皂角煮
右內用南星一半切作片子卻用不蛀皂
角截斷七片各一寸長用水同南星煮乾
為度去了皂角只用南星焙乾用前藥總
為細末水打硬麪糊候冷用濃生姜自然
汁在內化開麪糊為丸如梧桐子大每服
三五十丸空心卧用淡姜湯呑下立效

肺癰黃芪散亦名桔梗湯治肺癰心胷氣壅咳嗽膿血肩背煩悶小便赤黃大便多澁不進飲食

黃芪　天門冬　川大黃

紫蘇葉　赤茯苓　桑白皮

生乾地黃各一兩　杏仁　蒺藜

枳殼各三錢　當歸半兩　甘草半兩

加貝母　薏苡仁

右㕮咀生姜三片煎温服

桔梗丸治肺癰胷中滿振寒脈數咽乾不渴時出濁唾腥臭久久吐膿如硬米粥者用

桔梗半兩　貝母半兩　巴豆一錢去油

右總爲細末鍊蜜爲丸如梧桐子大強人進粥飲下五丸羸人下三丸若病在膈上者吐出也若膈下者利出也若下多不止者冷飯三四匙補之即止

治腸癰壯熱大微汗氣急小腹腫痛小便澁似淋或大便澁難如刀刺痛及背肺疼痛腸中已成膿或大便下膿者用

當歸一兩微炒　甜瓜子一合　蛇退皮一尺長

右㕮咀每服四錢重水一盞半煎至食前服之利下惡物爲妙

牡丹散治腸中未成膿腹中疼痛不可忍者

木香三兩　牡丹三兩　敗醤三兩

甜瓜子三兩　赤芍三兩　桃仁三兩

芒硝三兩　川大黃三兩微炒

茯苓湯治腸癰小腹牽強按之疼痛小便不利時時有汗出惡寒脈遲未成膿者

赤茯苓　桃仁　甜瓜子

川大黃微炒　川芒硝　牡丹

右㕮咀用水煎服三四日即效矣

牛黄散治腸癰成膿者

牛黄一錢　血竭半錢　牙硝

大黄　牽牛　牛旁子

破故紙

右總爲細末用冷温酒調服以利下膿血爲度

千金方治凡腸癰其狀兩耳輪文理甲錯初患腹中苦疼痛或遶臍痛有瘡如栗皮熱便膿血似赤白下者不治必死也

漏蘆湯

漏蘆三兩　黄芩三兩　白芨三兩

麻黄去節三兩　大黄三兩　升麻二兩

白薇二兩　枳殼去白麸炒二兩　芍藥二兩

粉草炙二兩

右㕮咀每服四錢水一盞煎至七分空心熱服本方芒苓去之若見熱而實者加大黄五兩或加芒硝亦可

升麻和氣飲治瘡疥發於四肢痛痒不常甚至增寒發熱腫下濕痒並皆治之

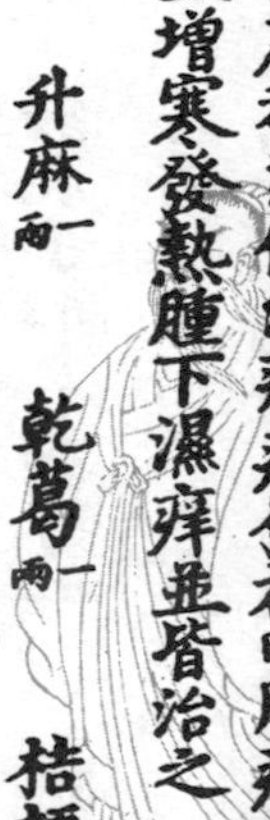

升麻一兩　乾葛一兩　桔梗一兩

蒼术一兩　枳殻半兩製　半夏半兩製

乾姜半兩　陳皮一兩　白芷一兩

甘草一兩　茯苓半兩　當歸半兩

大黄蒸半兩　芍藥七錢半

右㕮咀每服四錢重水一盞生姜燈心同煎食前温服

復元通氣散治諸氣澁耳聾腹癰便癰瘡疽無頭上痛消腫

青皮四兩　陳皮四兩　川山甲泡三兩

甘草生熟三兩半　括蔞根三兩　金銀花一兩
加連翹　大黃　當歸半兩
皂角刺一兩
右為細末熱酒調下用酒煎亦可
黃芪茯苓湯治諸癰疽膿出大多虛熱
卷五　七
赤茯苓一兩　升麻一兩　大黃一兩
黃芪一兩　黃芩一兩　遠志一兩
赤芍藥一兩　甘草二兩　人參二兩
當歸二兩　生地黃二兩　麥門冬一兩半
右㕮咀每服四錢重煎服

仙傳外科祕方卷之五

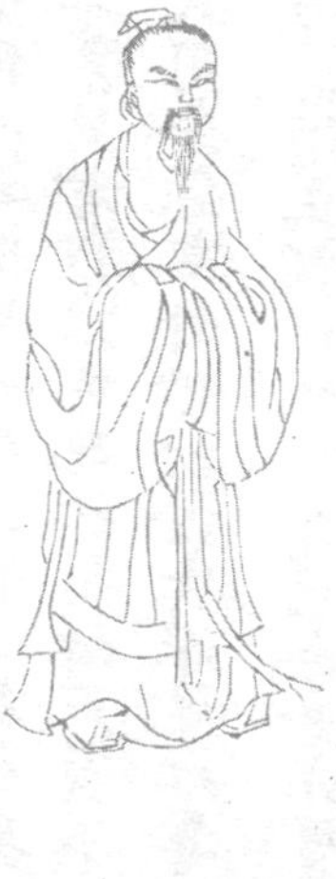

仙傳外科秘方卷之六

治諸疔瘡經驗品

浚儀原陽子趙宜真集

如疔瘡初出以不變色及不知疼痛按摇不動嵌頂身發寒熱便是此瘡氣疔水火疔蛇眼石疔雄雌疔爛疔血疔刀斧疔紅絲魚睛紫硯麻子諸般疔急用圈黃藥用臘月間雄猪膽一箇入雄黃京墨薑汁爲末入於膽内用此藥塗在瘡上圈之便不走黃元疔發之上便打一針直到痛處便住血出無妨便入仙蟾拔毒取黃藥入於瘡口内即用水沉膏貼之神應膏亦可取黃回時以瘡紅腫爲度四圍腫可以放針出血毒黃水如是走黃看血筋到何處以用大針刺斷其血筋立住便不走黃看先黃走入何處結成一塊便是黃者可以黃上便放三五十針等出血及毒氣即用敷黃藥敷出毒矣如是黃走者左過右右過左者難治之必死也瘡上黃上放針無血出如血紫黑者難治亦死也用針取黃不用鐵針只用金銀銅針者初發急服追疔奪命湯即能内消立效以服飛龍奪命丹亦可後服化毒消腫托裏散以服諸藥皆要大汗出爲度

取蟾酥法度

右件將活疥蝦蟆眉稜上用手捻油紙上或是黃桑葉上便有蟾酥用竹篾刮離紙葉上便收於元刮竹篾上插在背陰處經宿酥自然乾收用之

追毒丹取黃去疔頭追膿毒立效

蟾酥一錢乾用老酒化 巴豆七粒去殼不去油

白丁香一錢無此味加巴豆　蜈蚣酒浸多乾黃
硇砂一錢　雄黃二錢　輕粉一錢
硃砂二錢爲衣黃丹亦可
右總爲細末白麪調水爲丸如丸不就入酒打麪糊爲丸如麥大兩頭尖入於針破口內用水沉膏貼之後用膏藥及生肌藥追出膿血毒物又如有黑陷漏瘡者四圍死敗肉不去不生肌者不可治也亦用此藥追毒去死肌敗肉生新肉愈矣小者用一粒大者加用之病輕者不必用針只以手指甲爬動於瘡頂上安此藥水沉膏貼之其瘡即時紅腫爲度去其敗肉爲妙用之神效立驗

水沉膏

右用白芨末放在盞內用水沉下去用紙貼之如用膏不可用生肌藥方在前

數黃藥　蟬蛻　姜蠶
又方　絲瓜葉　連鬚葱白　韭
又方　蒼耳根苗燒灰　白鹽梅灰
藍靛爲妙

右總爲細末酸醋調塗四圍留瘡口上毒出如乾再以醋長長潤濕爲度如不退加前數藥化毒散血拔毒散立效

疔瘡陷頂及膿水不乾者專治疔瘡發背諸般惡瘡癤以用鐵秀不以多少研爲細末用醋塗疔瘡上須臾疔毒自然凸出膿水即乾立效

追疔奪命湯秘方速効能內消腫

羌活　獨活　青皮多用
防風多用　黃連　赤芍

細辛　甘草節　蟬蛻
姜蠶　脚連等分
加河車　澤蘭　金銀
有朦加首烏　白芷要利　青木香
大黃　梔子　牵牛
在脚加　木瓜
右㕮咀每服五錢重先將一服加澤蘭少用
葉金銀花各一兩　生姜一兩同藥擂爛好酒鏇
之熱服不喫酒者水煎爲妙然後用酒水
各一盞半生姜十片煎至熱服汗出爲度
病退減後再以加大黃二錢煎至熱服再以
利一兩腸去餘毒爲妙
此方以藥味觀之甚若不如然效速於神
驗萬無一失累用累效
如別有他證出後宜隨證加減治之速效

心煩嘔吐加　甘草節一錢　豆粉酸漿水下
嘔逆惡心加　乳香　豆粉甘草湯下
紫河車　老姜末醋一口吞下
心煩嘔名伏暑用　朱砂五苓散
嘔逆加　母丁香　石蓮　不止
用不換金正氣散加人參木香
嘔不止名喫水手足冷　黃蓮香薷散吞
下消暑丸
手脚冷加　宣木瓜　牵牛
心煩加　麥門冬　赤芍藥
山梔子　燈草
潮熱加　北柴胡　黃芩
淡竹　絲茅根
眼花加　硃砂　雄黃　麝香少許
腹脹加　薏苡仁　寒水石

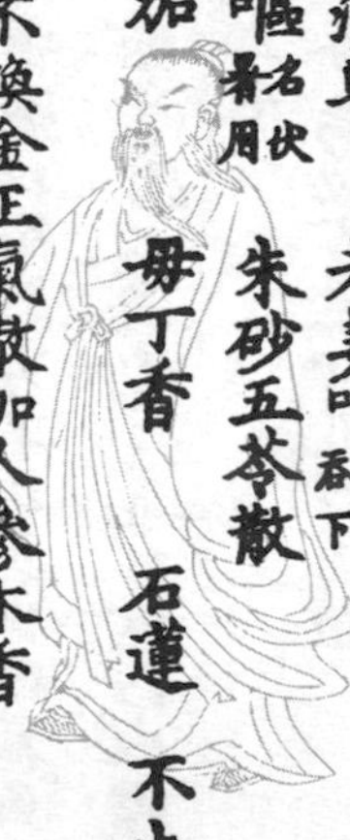

自利加　白朮　白茯苓
肉豆蔻　罌粟殼
腹內痛不止加　南木香　乳香
喘嗽加　知母　貝母　麝少許
頭疼加　川芎　白芷　葱白
痛不止加　蘿蔔子　川芎　葱白搗
碎敷太陽即止
痰　多加　生艾尾葉米醋搗取汁嗽去
痰
咽喉痛加　山豆根　靈消根
山梔子　淡竹葉　艾葉　燈草
大便秘加　赤芍藥薑製　枳殼　大腹皮
小腑秘加　赤芍藥　赤茯苓
不通　車前　燈草
尿血出加　生地黃　車前

鼻血出加　野紅花　地黃
藕節　姜皮生用
瘡不痛　頂不起壯灸三　更不痛不治
骨蒸加　絲茅根
無脈服二十四味流氣飲
秘方加進藥速効內消一生受用矣
飛龍奪命丹專治疔瘡發背腦疽乳癰疽附
骨疽一切無頭腫毒惡瘡服之便有頭不痛
者服之便痛已成者服之立愈此乃惡證藥
中至寶病危者服之立可矣萬無失一此乃
家傳之秘方一生受用不敢輕洩神速之驗
即愈立效

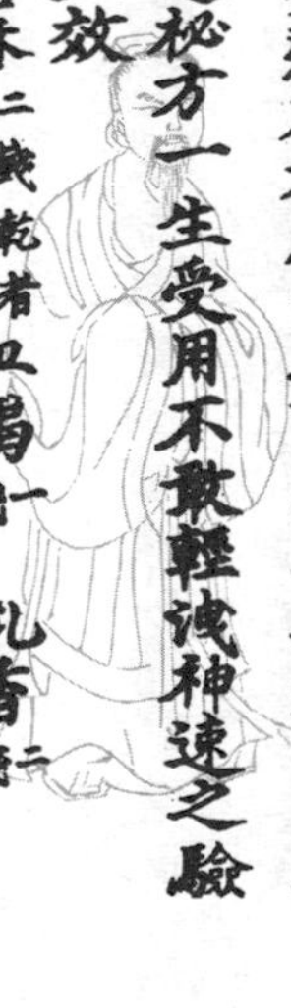

蟾酥二錢乾者老酒化　血竭一錢　乳香二錢
沒藥二錢　雄黃三錢　輕粉半錢
膽礬一錢　麝香半錢　銅綠二錢

寒水石一錢　硃砂一錢為衣　腦子半錢無亦可

海羊二十一箇蝸牛即是連殼用之　天龍一條酒浸炙黃去頭足

右總為細末將海羊研為泥和前藥為丸如菉豆大如丸不就入酒打麪糊為丸每服二丸先用葱白三寸令病人嚼爛吐於手心男左女右將藥丸裹在葱白內用無灰熱酒三四盞送下於避風處以衣蓋覆之約人行五里之久再用熱酒數杯以助藥力發熱大汗出為度矣

初覺二丸即消如汗不出重者再服二丸汗出即效三五日病重者再進二丸即愈如疔瘡走黃過心者難治之汗出冷者亦死矣如病人不能嚼葱擂碎裹藥丸在內熱酒送下瘡在上食後服瘡在下食前服服此藥後忌冷水黃瓜茄子油豬雜魚肉濕麪一切發風發瘡毒之物不可服之切忌婦人洗換狐臭百發百中此藥活人立效

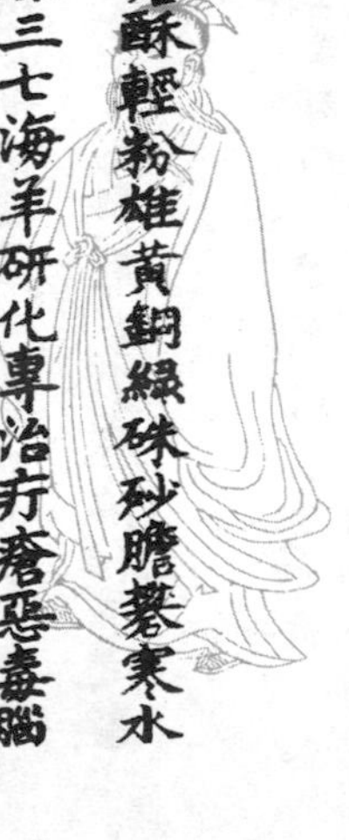

歌括

血竭蟾酥輕粉雄黃銅綠硃砂膽礬寒水麝香加三七海羊研化專治疔瘡惡毒腦疽發背無差如菉豆大二丸加細嚼葱酒送下衣被蓋之汗出返魂救死堪誇神仙傳與世人家奪命金丹無價

治疔瘡癰疽等瘡癤毒專治能令內消去毒化為黑水從小便出萬無失一此方不得秘又不輕泄謹之慎之寶之可也

乳香　知母　半夏

天花粉可方貝母　川山甲　白芨

皂角　銀花各一錢重

右㕮咀共計八錢重無灰酒一碗煎至半碗去滓只作一服溫服不得加減用滓搗碎爲細末加秋過芙蓉葉一兩重用蜜調井花水及數藥於瘡口上如乾再用蜜水潤濕過一宿自然消不必用第二服

雄黃丸利大腑去毒積

蔚金　雄黃各半兩　大戟

芒硝各一兩　巴豆四十粒去殼不去油用

右各碾爲末麪糊丸菉豆大每服七八九丸用服用巴豆半粒擂冷白湯吞下如要行

打痰用桑白皮杏仁煎湯冷吞下即行

又方大戟爲末每服三四錢重茶清調服即行

又方下積

江子一二十粒　木香　丁香　桃仁等分

右爲細末麪糊爲丸菉豆大溫白湯吞下過藥即行

江子一兩　豆豉一兩

右爲細末麪糊丸每服七丸或九丸白湯送下忌食熱湯物過後用溫白粥米湯可補

拔黃藥

右用蟾酥飛羅麪爲丸如梧桐子大可將一丸放在前面舌下即時黃出

百二散又名護心散治發疔瘡煩燥手足不主發狂者急宜服之

甘草節　菉豆粉　硃砂各等分

右爲細末甚者水調服

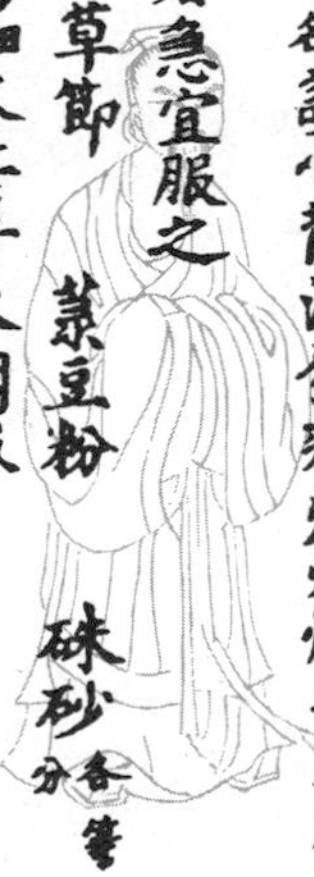

返魂丹

麝香少許　雄黃二錢　蟾酥一字

江子七粒去殼瓦上燒存性

右爲末和酥點舌上三次含化嚥之疔自爆切忌用鐵器

仙傳外科秘方卷之六

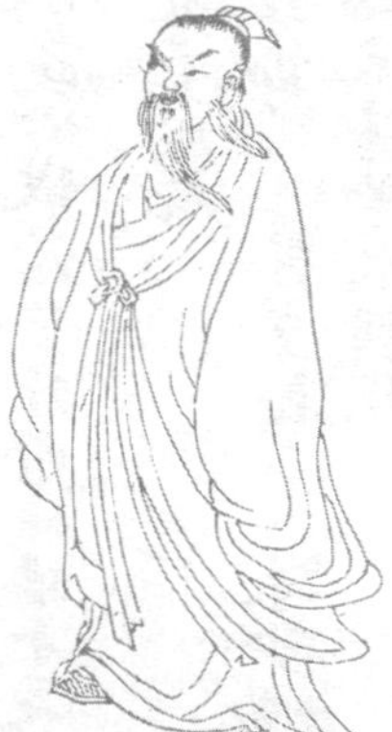

仙傳外科秘方卷之七

洪儀原陽子趙宜真集

神效治瘰癧品

如治瘰癧不問年久月深者先用箍了箍住其瘡以後用艾火從下面見癧上灸一箇起以等下灸上去灸到毋發之處即住每一箇上用大蒜一片貼之灸五七壯止隨灸一箇便用膏藥貼之當時一日一換立見神效

祕傳膏藥

真菉粉二兩半炒用銅銚子炒黃色枯了爲妙　乳香半兩

檀香半兩焙乾用　香蝎香節亦可半兩　沒藥半兩痛用

膽礬半兩真者取毒生肌後不用此味　輕粉匣子亦好少用

南蛇膽無亦可　麝香破者可用初灸不用

右各爲細末諸藥半兩可用豆粉五兩重米醋調成膏攤開油紙上貼之不生肌加

生肌藥即愈矣

五香連翹散治一切積熱結核瘰癧癰疽惡瘡癤

沉香　連翹去蒂　乳香

升麻　大黃蒸要利生用　桑寄生升麻亦可

丁香去枝　麝干　獨活

木通　羌活　甘草

麝香破者用　青木香各等分

又一方加生黃芪

右㕮咀每服四錢重水二盞煮取八分食後熱服以利下惡毒爲度本方有竹瀝芒硝隨證熱輕重當自加減爲妙立效用此滓煎湯洗之其瘡立愈矣

治瘰癧立效散又名六一散　盃元散初發服此藥即安

滑石一兩　甘草二錢

右先將此末每服一錢半重用米飲調之臨睡進一服半夜時再進一服

又方用荊芥穗　姜蠶　黑牽牛各四錢重

斑猫二十八隻去頭足翅用糯米炒要米黃色去斑用米

右總為細末每服一錢重五更初却用溫酒調服之等惡毒物從小便中如小便無惡物行次日再進一服又不行第三日早五更初先進白糯米稀粥却又再一服更以燈草湯調琥珀末一錢服之以小便內利下惡物為效絕根不發如肚疼痛不止利惡毒不住可用生吟茶補之肚痛不止用防風擂水解之前藥不可多用

牛旁子丸治風毒結核瘰癧腫痛不止

牛旁子一兩微炒　何首烏一兩　乾薄荷二兩

雄黃二兩　牛黃二錢　麝香二錢

皂角七挺汁水二升煉膏

右以前藥為末用皂角膏丸如梧桐子大每服二十丸煎黃耆湯下

四聖散治瘰癧去利後用此補之

海藻　右決明　羌活　瞿麥穗各等分

右總為細末每服二錢重米湯調下

經驗治咽喉品

夫咽喉者為一身之總要與胃相接呼吸之所從出若有胷膈之間蘊積熱毒致生風痰壅滯不散發而為咽喉之病喉內生瘡或狀如肉腐為腫為痛窒塞不通吐嚥不下甚則生出重舌治之尤宜先去風痰以通咽膈然後解其熱毒遲則有不救之患又有熱毒衝于上腭而生瘡謂之懸癰及腑寒亦令人咽

門吐吞不利臨病須審詳其證施以治法

化毒托裏散治咽喉風熱上攻急閉腮頰腫痛并雙蛾單蛾結喉重舌木舌並皆治之以利即解

玄參　木通　大黃生用

淡竹葉　山梔子　生地黃

燈草

右㕮咀每服水煎溫服

灌漱急解

右用水清油調皂角末百草霜吞下亦可矣

山豆根湯治咽喉腫閉疼痛灌漱去痰嚥之嚥下即愈

山豆根解毒　靈消根生肌　山梔子

淡竹葉　艾葉　燈草

右㕮咀喫酒者用酒煎不飲酒者水煎亦可有孕婦人不可服諸喉生瘡者好了喫此藥五六服絕根好矣

吹喉祛風散治咽喉中生瘡腫痛纏喉風閉單蛾雙蛾結喉急喉風飛絲入喉重舌木舌等證

膽礬鴨背妙　腦子一字　碧雪

白姜蠶炒去絲　苦丁香即甜瓜蒂不用多

燈草米糊蒸曬

不退加

雄黃　豬牙皂去皮炙黃　焰硝

藜蘆去皮心

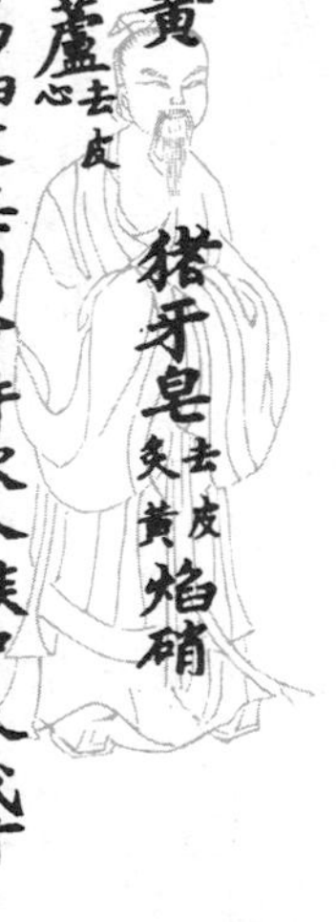

右總為細末每用少許吹入喉中未成者速散已成者即破立愈重者吹入鼻中如痰多急解用生艾尾葉末醋同搗取汁嚥

之灌漱去痰立愈矣

又方

右用臘月猪膽明礬爲末入在膽內風中吹乾取礬碾末吹之立效每年發者可灸大不發

治牙關緊閉者用九龍川名金釵草單枝上爲妙用根去皮打碎用綿子裹之縛在筋頭上以去五六次牙關上牙關即開以喉中五六次痰涎即出後用大灸鹽爲末綿子帶鹽去閟之即愈進食後有返復生姜搥碎用皂角灸過灸塩爲末用綿子裹姜滯塩皂角末去潤五六次即愈矣

治纏喉閉急證用米醋生姜擂灌喉瘡即破爲妙

鼓槌草　土牛膝　加烏藥爲妙

右以二味生擂碎取汁醋灌下重則灌鼻中吐痰即愈乾者爲末米醋煎之亦可矣

如聖散治急時氣纏喉風漸入咽塞水穀不下牙關緊不省人事

雄黃　藜蘆生　白礬

牙皂去皮炙黃　加蝎蛸七枚

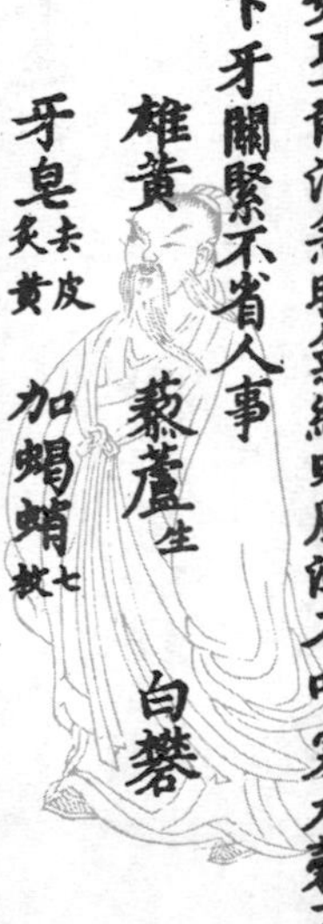

右總爲細末每服一字吹入鼻中吐出頑痰愈矣

又方用白藥山豆根同煎噙之灌嗽去痰後嚥下一二口

經驗風狗咬人方

如風狗才傷人了即便喫清油半盞能清心急用雄黃炒斑猫去頭翅足爲細末一日服一箇及雄黃以酒調服七七四十九箇以喫四十九日冷水少入清油亦可以小

便利下惡毒爲度如不利多進一服利後
腹肚疼痛急用冷水調青靛服之以解黃
連水煎服亦可服藥之後不宜便喫熱物
即絕根愈矣瘡口莫等好如不破可以灸
破等出血去毒氣不發也如是小便出血
不可治之必死

傷人死對周急解之傷人後至周年或百日
內發者已死但心間溫者便可救之急用
槐花一斤用酒水二大碗煎至碗半以溫
用物挑開口灌入喉中少時便醒一箇時
辰後用溫清粥與喫則箇即無事矣不然
再用藥滓服之不可與冷水羊肉發風毒
物切忌之

又一方復發無藥可療者用之極驗

雄黃明者五錢　麝香五錢

右各研爲細末勻和用酒調二盞服之如
不肯服者則撚其鼻而灌之服藥後必然
得睡切莫驚起任其自睡候利下惡物再
進前藥即見效矣

又經驗方

右用杏仁去皮尖同馬蘭根研細先以葱
煎湯洗之後以此藥敷之或單以杏仁去
皮尖用之亦可

又方用萆麻子五十粒去殼以用井花水研
成膏先以鹽水洗後敷之

又方用虎骨油搽之立效亦可矣

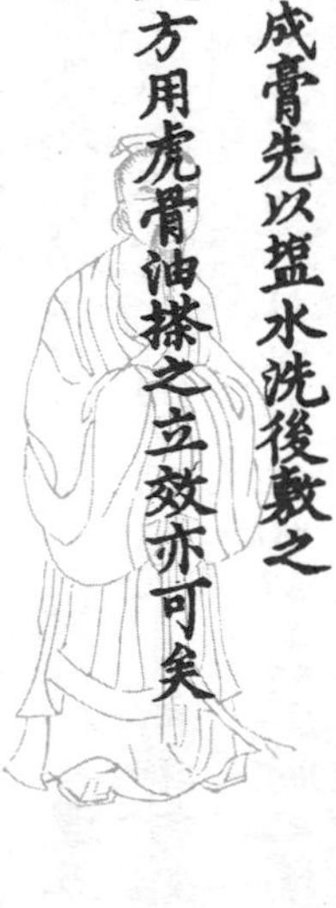

仙傳外科祕方卷之八

浚儀原陽子趙宜真集

夫醫官用藥如將帥之用兵諺云千軍易得一將難求決勝者良將也決効者良醫也知兵之勝敗出於良將之權知人之死生出於良醫之診視雖有三軍無良將則兵不能自勝雖有千方無良醫則藥不能自效蓋良將必得兵而用之良醫必得藥而用之良將之威以能用奇兵而勝敵良醫之功以能用奇藥而愈疾用兵用藥當先求其良將良醫而用之苟非其人則兵藥無成功矣

治身之不疾當從其良醫之美論

聖惠方經云夫癰疽何以別之善然五臟不調則致癰久患消渴之證亦多發癰疽之疾飲食不節喜怒不常陰氣不足陽氣有餘榮衛不和則血澁不行血澁不行則衛氣不通而熱相搏乃發爲癰疽故生大熱甚則肉腐爲膿然不能陷肌膚於骨髓骨髓不爲焦枯五臟不爲傷損下陷肌膚骨髓焦枯內連五臟血氣枯竭當其病于陷筋骨良肉無餘癰疽之生有內有外內則生於胷腹臟腑之間外則生於膚肉肌骨之表凡此二毒發無定處而有常名夫癰之本者始於血老不作汗內陳不脫垢蒸氣不能外達留積遂成熱所爲也

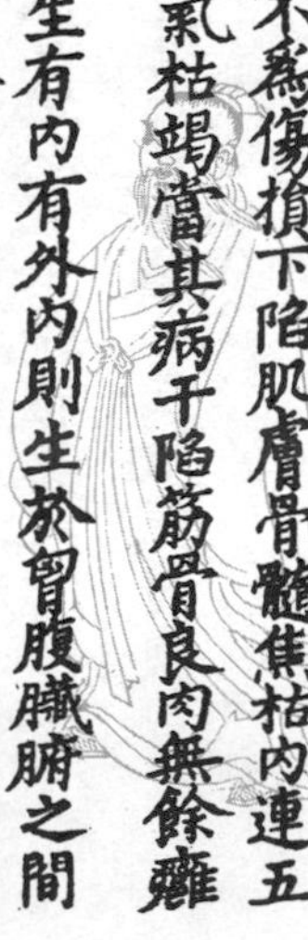

夫癰疽疔生膿水之成非天降非地出蓋積之所成也夫保全性命者竭醫於無傷防萌於未形理之於未成是謂朝覺而夕理然而發有多端感動不一爲瘡爲癤爲疔爲癰爲疽初覺小異須懷大怖時人輕之誤死者衆

夫癰疽初生其狀至微人多不以爲然宜速療熱發於皮膚之間是以浮腫根小至大不過一二寸者爲癰也大腑積熱騰出於外內之間其發暴盛腫皮光軟侵展廣大爲癰疽有虛有實虛則補之實則瀉之有實熱者易療虛寒邪熱者難療腫起堅硬膿稠者爲實腫下軟慢膿稀者爲虛蓋病多爲方法而無次序臨時愴惶何能辯此疾之淺深是以斃也

夫療癰疽者同夫暴蹶之疾有是傷必爲患然而發癰疽有急治發於喉舌頭面腦項之間肩背上胷膈裏乳奶之間若生險處此爲大節朝覺夕理或可獲痊或不遇良醫自復不明此諭縱使常醫治之得痊者幸矣人多不以爲急此實惟宜急療不速療之病成難救以此傷生者不一也

凡療斯疾如救火拯溺追奔逐賊之類也若不速療必爲大禍矣然癰疽所發有三等腫高而軟者發於血脈腫下而堅者發於骨肉皮色不變者發於骨髓淺瘡者欲在薄處深瘡者欲在厚處

夫癰疽腫大按乃痛者膿深小按便痛者膿淺所按之處不復者無膿必是水也按之即復者有膿也發腫都軟者血瘤也非癰也發腫日漸增長而不太熱時時牽痛者氣瘤也謂氣結爲腫久久而不消後亦成癰疽疔毒此是寒氣所爲也留積經久極陰生陽寒化爲熱所以潰者也此潰必成瘻然而病有變證疾有盛衰明之於心非偶能盡醫者意也隨時之議

聖惠曰癰疽發背疔瘡乳癰疽之癥有五善七惡之證不可不察也煩燥而嗽或腹痛而渴甚而洩和無度或小便如淋一惡也膿血大洩腫焮尤盛膿色敗死疼痛不止二惡也喘麄短氣恍惚嗜卧三惡也目視不正黑睛赤腫瞳子上看者四惡也肩項不便四肢沈重五惡也不能進食飲服藥嘔吐食不知味六惡也聲嘶色脫唇鼻青赤面目四肢浮腫七惡也痛息自寧飲食知味一善也便利調匀二善也膿腫自消色鮮不死三善也神采晶明語聲清朗四善也體氣和平五善也若五善見二則瘥七惡見四則危然則病有厚同七惡皮緊急之如善病有厚同五善皮緩虛而如惡夫如是者豈凡夫之所知哉若五善併至則善無以加也若七惡併臻則惡劇矣今載俟證并加俞膜以詳明之

膜中腑隱隱而痛者肺疽也上肉微起者肺癰也巨闕隱隱而痛者心疽也上肉微起心癰也期門隱隱而痛者肝疽也上肉微起者肝癰也章門隱隱而痛者脾疽也上肉微起者脾癰也中脘隱隱而痛者胃疽也上肉微起者胃癰也京門隱隱而痛者腎疽也上肉微起者腎癰也天樞隱隱而痛者大腸疽也上肉微起者大腸癰也丹田隱隱而痛者三焦疽也上肉微起者三焦癰也關元隱隱而痛者小腸疽也上肉微起者小腸癰也

右驗其人所膜依據此證審定癰疽淺深者病從何臟發先曾食何乳石又驗其氣虛實參詳而療之

千金曰凡癰疽始發或大痛或小痛或大

痛或小痛宜善察之見有小異即須大驚忙則急治之及斷諸毒物莫食令善肉速生并斷房事三月慎固冷風勞損待筋血脉平復乃可任意耳若不緊固新肉易傷傷重又潰再發則禍至矣慎之慎之凡癰疽初發急服追疔奪命湯（即能內消）

化毒消腫托裏散　秘傳內托千金散

十六味流氣飲　陰重者內寒散

中間敷解毒生肌散　外敷化毒散

血拔毒散

敷貼化毒生肌後用鐵筒拔毒膏點散之如是諸發以開不能住可以四圍中間以點自皮破則止初發便散有膿者用此藥點破令膿即出如出不盡用藥煮吸筒拔出其膿毒水血即便愈矣

凡腫根脚廣一寸至三寸癤也二寸至五寸癰也五寸至一尺疽也一尺至三尺名竟體如豆粒大名炮子疽發腫成膿九孔皆出膿若出盡用摘鏟摘去腐肉膿根方盡便敷生肌定痛藥肉滿之後用隔紙膏藥

又經云氣塞於經絡中血氣俱澁不行壅結爲癰疽不言熱氣所作其後成癰乃言陽氣湊集寒化爲熱熱盛則肉腐爲膿也由人體有熱被寒冷搏之而脉凝不行熱氣壅結成癰疽也　大按乃痛者病深小按便痛者病淺按之處陷不復者無膿按之處即復者有膿不復者可消若按之都牽强者未有膿也按之半軟者有膿也又手按上下不熱者無膿若熱甚者有膿凡覺有膿急當破之無膿

但氣腫若有血慎之慎之不可針破也以用千金拔毒膏黑散住之四圍堅中軟者此為有膿審也一邊軟亦可有膿都堅者此為惡核或有氣也都軟者此為有血血瘤也當審堅軟虛實為要若堅疽積久後若更變熱偏有軟處當軟處切不可針破也軟疽者溫煖裹衣置之耳若針灸刺破不可療也

凡癰疽有膿勿憂其皮厚也宜急破之如是骨癰者皮色不變也急服化毒消腫托裏散及走馬散敷藥用化毒拔毒散敷出毒長以去血不成膿者即愈如出血及膿皮膚用針針入三四分深如是出膿不可當頭破之須從下頭破者為慣膿出盡矣則肉生用生肌敷藥次用膏藥愈矣

又曰發于頸者名曰夭疽其狀大而赤黑不急速療則熱氣下入淵液前傷任脈內薰肝肺十餘日死經曰項前頸名

衛濟寶書耳後一寸三分至命之處發之必死故銳毒不治銳毒者銳其毒也名曰發頤乃熱氣上蒸連額而口者穿喉立死

又發腦疽者熱氣上攻于腦出皮膚作頭初發如黍米四畔焮赤腫硬連於耳項寒熱疼痛若不急療毒氣入于血肉血肉腐爛化為膿水從頭中而出血氣內竭必致死矣　外臺諸發于嗌中名曰猛疽不急治則血為膿不瀉塞咽喉而死半日血化為膿者膿瀉不食三日亡一云無食陽氣大發消腦爍疽其色不樂一作除項痛如刺以針心煩者死不可治之又驗其氣虛實參詳而療之也

又曰發于胷者名井疽狀如豆大三四日起不早療下入腹中入腹不療十日死寒熱不去亦死矣

又曰發于足指名曰脫疽其狀赤黑無水者死不療不赤黑有水者可療療不衰急斬去之得活矣不去者亦死

聖惠曰瘡若膿水汁出不盡而瘡口早合雖好風毒未解復發惡汁速出則變成瘻矣此言可謹而守之愼之方具于後

先急服追疔奪命湯立效 方載後

化毒消腫托裏散專治癰疽發背發乳骨癰疔瘡腫毒及一應諸般惡瘡癧咽喉腫痛

人參 無亦可　赤茯苓　白朮 各六錢重

滑石　桔梗　金銀花 各二兩

荆芥穗　山梔子 各五錢　當歸 一兩

川芎　黃耆　赤芍

蒼朮　麻黃　大黃

◦黃芩　防風　甘草

薄荷　連翹　石膏

芒硝 加縮砂不用此　或加瓜蔞　牡礪

貝母　木香

疔瘡加　脚蓮　荷車

瘨瘄加　車錢子　木通　竹葉

疼痛加　乳香　沒藥

咽喉加　大黃　梔子　竹葉　燈草

脚氣加　宣木瓜　檳榔

嗽加　半夏 薑汁製用生薑同煎

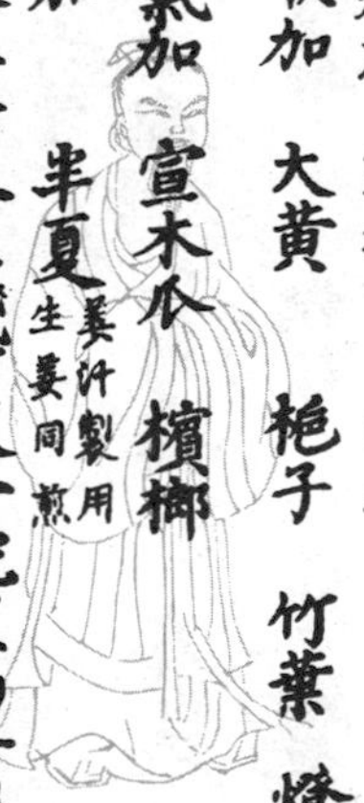

右㕮咀每服五錢重水一碗葱白一根煎熱服汗出爲度服後若利三五行爲妙大病不過三五服即內消化毒盡矣

內托千金散專治癰疽發背腦疽乳癰諸惡
瘡癤等證
人參　當歸　黃耆
白芍藥　川芎　防風
官桂　桔梗　白芷
甘草　瓜蔞　金銀花各等分
痛甚者加　當歸　芍藥
乳香　沒藥
右㕮咀每服七八錢重水二大盞煎至七
分入好酒半盞去滓溫服日進二三服之
後瘡口有黑血出者及有汗出此藥之功
効也不問證候猛惡用藥一兩重水一大
碗入酒服不成自散已成即潰
秘傳十六味流氣飲亦名內補散前十味托裏散
人參去蘆　當歸酒洗　官桂去皮

川芎去土　防風去蘆　白芷
桔梗去蘆　嫩黃耆去蘆　甘草炙
厚朴去皮薑製已上各三錢重
右加六味于後
南木香　白芍藥　大腹子
烏藥　枳殼　紫蘇葉炒令香透
右各三錢重

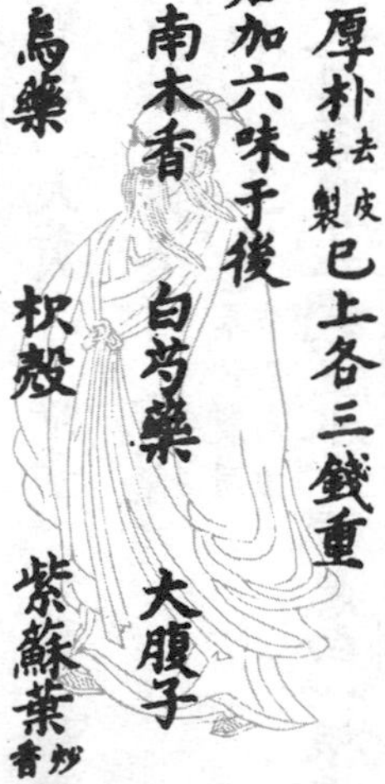

不退加　白茯苓　白朮煨　熟地黃酒洗焙
進飲食加宿砂　香附子
疼痛加　乳香　沒藥
水不乾加貝母　知母
瘡不穿加皂角刺
咳嗽加　陳皮去白　半夏溫湯洗七次　杏仁用薑
五片煎
大便秘加大黃　枳殼

小便祕加門冬　車錢子　木通　燈草

前方專治癰疽發背乳癰脚痛諸般惡瘡癤毒未成速散已成即潰敗膿自出惡肉自去服此藥後疼痛頓減此嘗用之非常有驗

右總爲細末每一服五六錢重用酒調服不飲酒者木香湯代之米湯亦可詳味此方其所用藥皆發散風毒調理氣血排膿止痛生肌長肉等藥五毒不識而坐收殤醫者十全之功尚以氣不和多用氣藥爲主血不和多以血藥爲主

右㕮咀用水一盞半葱白一根煎至七分加酒一呷病在上食後服病在下空心服之立見神効

內塞散治諸惡瘡癤熱退膿血不止瘡肉虛證疼痛可排膿定痛生肌內補

人參去蘆　當歸去蘆酒浸　黃芪鹽湯浸

芎藭洗去土　茯苓去皮　防風去蘆

桂心各二錢半重　桔梗　遠志

甘草　白芷各一兩　宿砂

香附子　厚朴各二兩　赤小豆五合酒浸

附子二枚去皮煨

煩渴加　五味子　茯苓　陳皮

白芍藥　熟地黃

右㕮咀用水一盞半生姜三片煎至七分入酒熱服

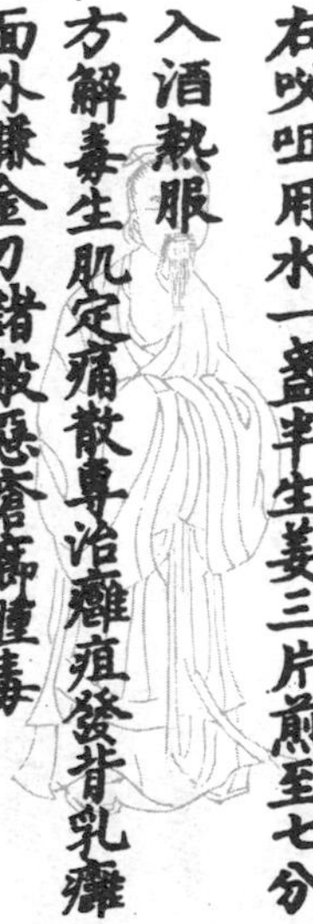

仙方解毒生肌定痛散專治癰疽發背乳癰人面外臁金刀諸般惡瘡癤膿毒

黃連一兩　黃栢四兩　木澤一兩

防風一兩　苦參四兩

加羌活　獨活

右㕮咀大瓦瓶盛水入前藥煎湯以爐乾石十斤用炭火煅通紅鉗出在藥湯內不問幾片大小者皆要以酥內青色方好如石不酥再將前藥淬煎湯再以石淬酥方了却將瓦盆蓋在地上一晝夜收火毒將起候乾研爲極細末此石十斤用石膏二十斤別研極細拌勻和後藥用度

赤石脂煅　谷丹炒　此二味同前打和

南木香　血竭　降真節

乳香　沒藥　白芷

黃連　黃栢　白斂各等分

龍骨煅　加硃砂　何首烏

有蟲加　輕粉　苦參　百藥煎　雄黃

水不乾加　螵蛸去皮　無名異煅　莧參葉燒灰

右各爲細末與前藥拌和用之數中間

洗藥用此藥煎湯乾淨洗之

防風　白芷　赤芍　苦參

甘草節　荊芥　艾葉　金銀花

蒼耳草　羌活　獨活　荷葉蒂

當歸尾　牙皂　栢子　蜂房

葱白　茶脚

右先薰後待溫冷用洗得乾淨以絹衣抹乾後用清油硬調前生肌定痛散敷之如濕乾掺無膿不要留口一日一換如有膿可以留口出毒去膿水用藥巳子可便用黑紙蓋之以絹帶緊縛三五轉外賺三日一換不要打動立有功効

如要爛去腐肉

右取生蜈蚣一條用竹筒盛油放蜈在內

浸死用火煅爲末加此小在前敷藥內敷
之一晝夜其痛不止即洗去此藥却換前
藥便不痛矣即生肌

四圍敷藥化毒散血拔毒散治一應諸惡瘡
并脚疾

赤芍藥　防風　白芷
內消　脚連　荷車
北細辛各三兩　歸尾　姜蠶
蟬退　五加皮二兩

如敷不退加此數之即能消散

南星　何首烏　五葉根
貝母　紫花地丁即羊蹄根　草烏
羌活　獨活　芙蓉葉秋過者可用
赤葛根　野椒根去骨用皮　陪加五加皮

右總爲細末用生姜連滓及醋敷之如要
即散急加大蒜同敷之毒氣即出立効

臟腑秘加喫藥大黄　枳殼去白炒　火麻子
小腑秘加　木通　車錢子　燈草
赤芍藥　赤茯苓
如涼冷加　蓽撥　良姜

右前方專治寒濕脚氣發背一應惡瘡癤諸般腫毒敷之即散又能定痛服此大能溫和化毒散血托裏可用帶皮生姜一大塊以無灰好酒連藥擂爛鏇熱溫服病在上食後服病在下臨卧服一二服後腫盡消矣

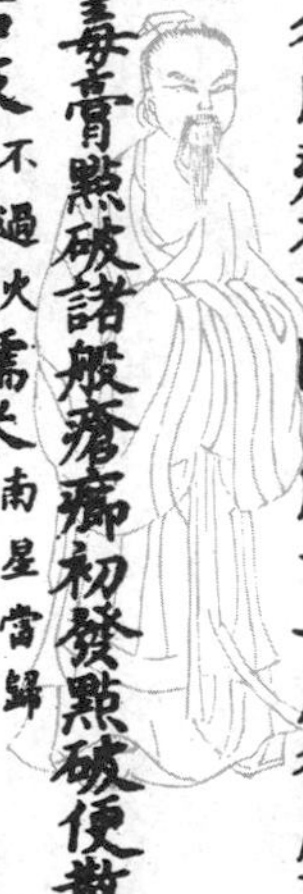

鐵筒拔毒膏點破諸般瘡癤初發點破便散

好石灰不過火皂角薰　糯米南星當歸赤芍同炒
硇砂一如去疔頭加此味餘不用　砂牯牛　斑猫

右用後灰煎熱水濾汁煎成調前藥用

真炭灰　桑柴灰　芝麻灰

皂角三四皮梆柴灰

右以前灰汁入於鍋内用慢火熬之待汁面上有白霜起方住火以器貯之可用調前藥小小點之三五次皮破毒氣以出水即止

吸毒竹筒發背癰疽疔瘡腫毒用此以拔出膿血惡水

蒼朮　白歛　烏槽皮

厚朴　艾葉　好茶芽

白芨　白蒺藜各等分

右法用苦竹筒三五七箇長一寸一頭留節削去其青令如紙薄隨大小用之却用前藥煮竹筒十所沸待藥乾爲度乘竹筒熱以手便按上緊吸於瘡口上膿血水滿

自然脫落不然用手拔脫更換别箇竹筒如此三五次毒盡消之即敷生肌藥内滿後用膏藥即愈

仙方隔紙膏亦名神應膏專治發背乳癰外臁下蛀諸般惡毒瘡癤

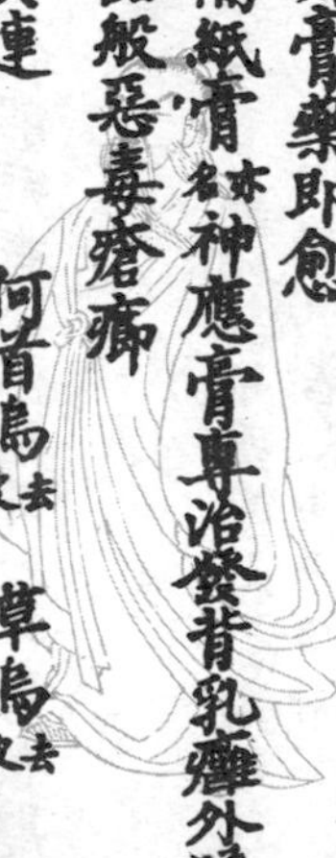

黄連　何首烏去皮　草烏去皮

當歸尾　白芷各半兩　川烏去皮二錢半

後用　黄丹一兩夏用二兩　乳香　没藥半兩

血竭半兩

右總㕮咀用清油五兩重同藥一處入於銚子内文武火熬待藥黑色用布濾去滓仍將藥油入銚内下黄丹用挑梛枝一把不住手攪之又黑色即將血竭乳没細末入内攪匀畧煎滴在水中成珠不散却用瓦碗盛之沉在冷水中浸一晝夜出火毒

用之神効

太一神應膏又名金絲萬應膏　萬靈膏　專
治發背癰疽杖瘡惡瘡傷損心痛脚氣腰痛
無不効驗

川烏一錢　連八　草烏半錢　十四　黃連二錢
黃柏一錢　赤芍藥一錢　白芍藥一錢
玄胡索一錢　歸尾半一錢　良姜半錢
木鱉半錢去殼　姜蠶一錢去絲　亂髮如雞子大燒灰後人
紫荊皮半錢　地龍半錢　石南藤半錢
川山甲半錢　白芷半錢　川芎半錢
牽牛半錢　槐花半錢　五陪子半錢
地骨皮半錢　杏仁半錢　花椒半錢
茴香半錢　茅香半錢　玄參半錢
蒼耳草半錢　桂皮半錢　南星半錢
瓜蔞半錢　苦參半錢　蒼朮半錢

五加皮半錢　防風一錢　熟地黃一錢
密陀僧一錢　丁香一錢　內消一錢
藁本一錢　生地黃二錢半　何首烏一錢半
細辛一錢半　江子去殼二十五粒　人參二錢半
蓖麻子去殼二十五粒　旱蓮草即墨半錢　大黃芪一錢
百藥煎二錢半　羌活一錢　南木香半錢
甘草節一錢　地蜈蚣根一錢　大胭脂一錢
右煎藥㕮咀用清油一斤四兩重浸一二
宿入銚內文武火煎藥黑色用布濾去滓
上文火却以後藥爲末次第入之
南木香二錢半　逹八　安息香二錢半　十五　琥珀二錢半
雲香一錢　乳香半兩　沒藥半兩
血竭半兩　香結降真節亦可半兩　韶粉一錢
自然銅一錢半醋淬　桑白皮　白芨
白歛　雄黃各五錢焙為末　黃丹六兩夏月加二兩

右各入乳鉢內乳為細細末
一下藥油次入黃丹以桃柳槐條不住手
攪之
二次下自然銅白芨桑白皮白斂韶粉
二下木香琥珀安息雲乳蝎沒香結却看
藥色已黑滴水成珠不散為度傾在瓦
碗內放水中二三日以出火毒再以放
地上三五日為妙隨時攤用
如要打做金絲膏藥却以前藥總為細末
却用松香一斤通明者入銚內溶化用
棕濾淨外用清油四兩重熬熟又入黃
丹一兩同熬滴水成珠退出水中用藥
打成膏藥用水浸之一日一換冬月三
日一換
發背如黑不疼疼痛者即為陰也

艾葉一斤　雄黃半兩　硫黃半兩
右二味同水煮艾半日候温數之再煮別
艾又換以數十餘遍若疼疼痛則可療必不
死如不疼痛出黑血者必死矣
發背開不住　初發時以開不住即用此藥
箍之
右白盐梅皂角二味燒灰存性為細末不
發熱者米醋調塗四圍箍之連換即不走
開若加姜汁同醋調尤妙如發熱者用茶
清調塗箍之立効

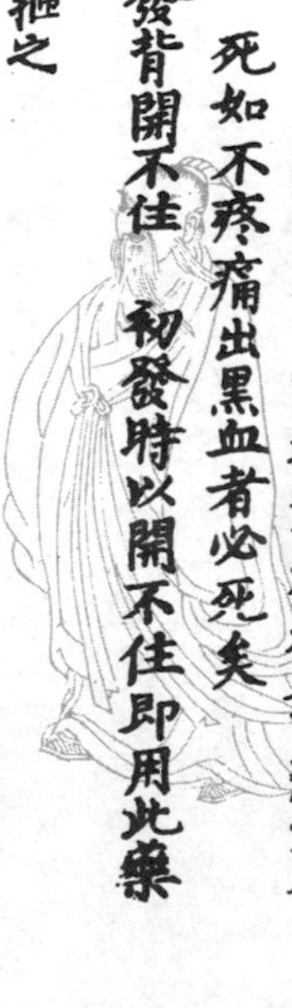

治發背已潰未潰者最有神効
厚朴二錢姜製　陳皮去白　甘草節二錢炙
蒼朮五錢童米泔浸
右入桑黃菰五錢同為細末瘡已潰者則
乾摻之未潰者清油調塗

内固清心散治惡瘡熱盛焮痛作渴煩燥此藥解毒神効

辰砂　茯苓　人参

白豆蔻　雄黄　菉豆

朴硝　甘草　腦子

麝香　皂角各等分

右總爲細末每服一錢蜜湯調下

透膿散治諸般癰瘡及貼骨癰不破者不用針刀一服不移時自透累用有驗

蛾口蠒用出了蛾兒蠒子

右將蠒兒燒灰用酒調服即透切不可用兩三箇蠒兒燒服若服一箇只一箇瘡口若兩三箇則瘡口多愼勿輕忽

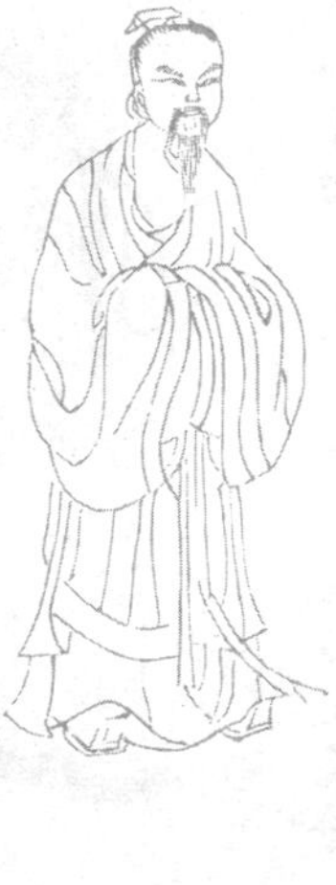

仙傳外科集驗方卷之九

浚儀原陽子趙宜真集

發背形證品

癰發于背廣一尺深可一尺雖潰至骨不穿膜不死

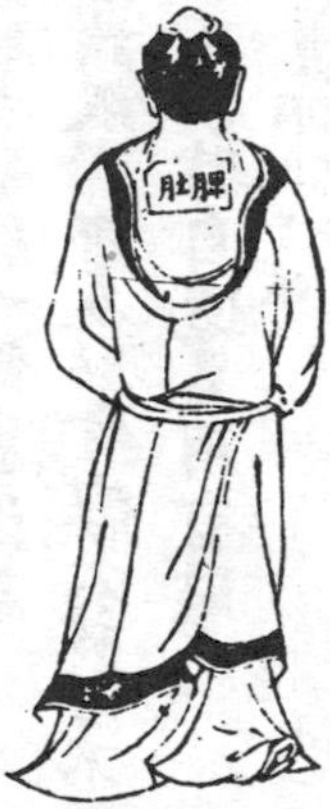

此證因餘食而感其毒在脾肚之間急宜用藥治脾肚中之毒内外夾攻之然脾易作臭急服喫藥初發用追疔奪命湯以能内消（方見未後）化毒消腫托裏散内托千金散中間敷解毒生肌定痛藥四圍敷拔毒散結果用生肌膏藥必定見效

蓮子發

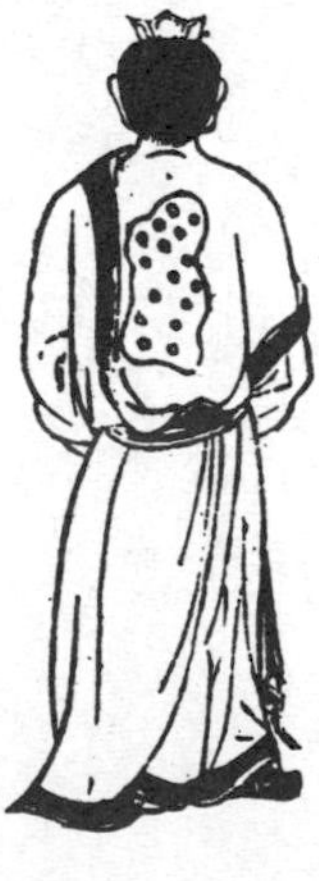

此證發于右脾中恐其毒奔入心大大要用喫藥散之數點藥截住不令攻心如在通背皆腫不可救之消者可療諸瘡痛痒皆生於心以心主血而行氣走痛諸瘡皆有王瘧數散就上可打火針三四針爲妙

用前化毒消腫托裏散加　南星　草烏　木鱉　貝母　大蒜　生姜米醋調敷留口二三日夜即消盡矣長長以醋潤濕

蜂窠發

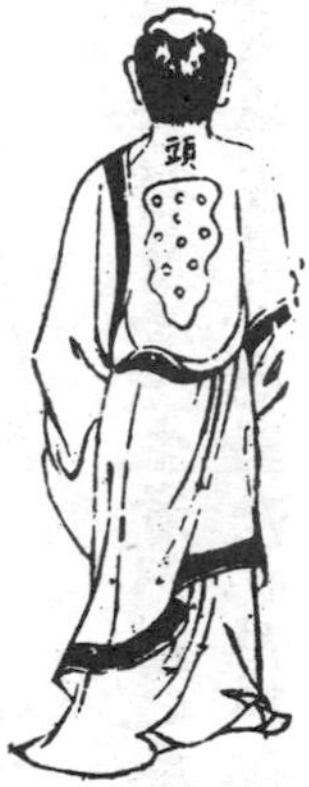

此證頭在上發最不宜治乃是反證卻要仔細用藥此名蜂窠發全在喫藥托裏生肌定痛散血恐毒氣攻心入膜必難治療因心火未散故也

散走流注發

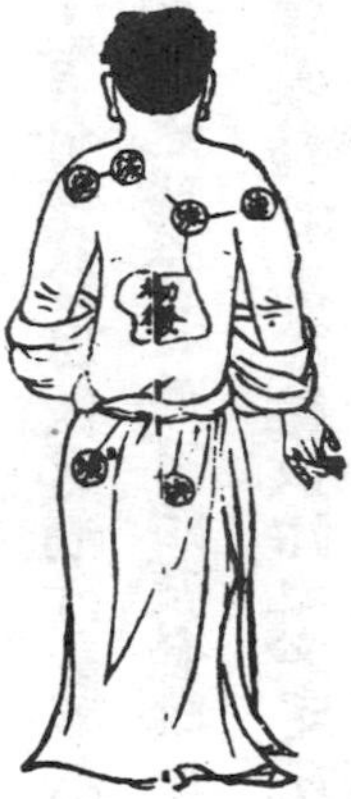

此俗謗鱉影之證殊不知醫方即無此說鱉證生子之說背上不爲鱉影之實毒氣乘風熱而走是也此證因風盛而生熱之極氣因熱之極氣因熱而走于四散急宜踈風定熱則氣自然而息此藥用之如用兵治之流注於手脚腿者必死無疑矣

腎俞發

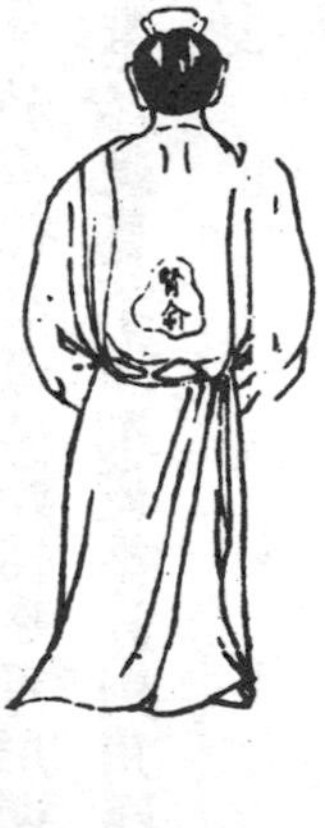

此證因受濕并怒氣飲熱酒而得之傷於內腎之間流毒在腎俞急宜用藥數喫解散內腎之毒更用生肌藥內外夾攻之若陰發傷腎膜者則有難治之患切戒怒氣行房稍或有犯決不可治慎之慎之

腎俞雙發及脾癰

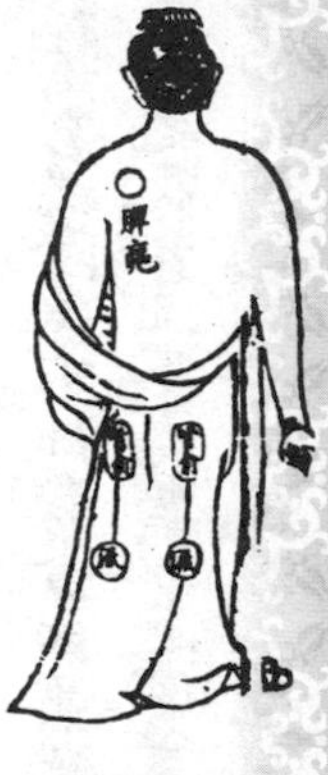

此證下腎俞雙發因飲熱酒行房事怒氣受濕而得也陽發於外可治痰發陰發傷於腎膜膿稀者爲虛難以治之必定死矣脾癰發於左膊之間初發可用燈火點破追疔湯汁之即散

右搭肩發

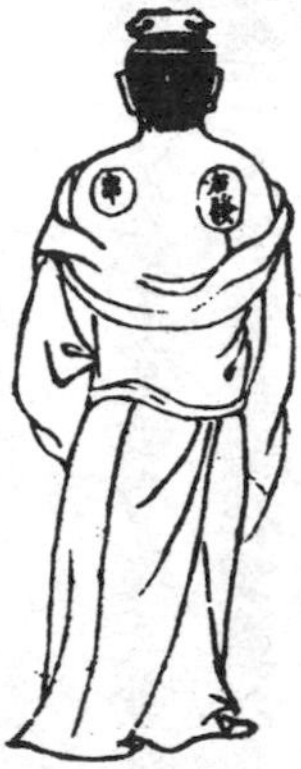

此證發於右搭肩骨上生者以動之處可治難安串於左肩者必難治也用藥搽搽

左搭肩發

依後左搭肩方

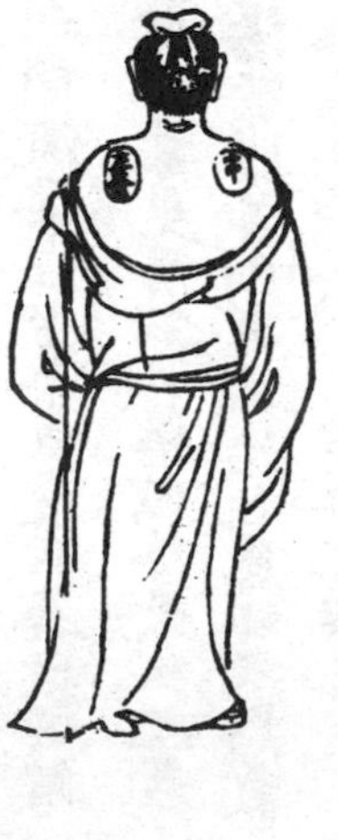

此證發於左搭肩骨上生者以動之處可治難安串於右搭肩者必難治也可用雞黃皮及紫焙乾爲末濕則乾搽乾則用清油調搽之

對心發

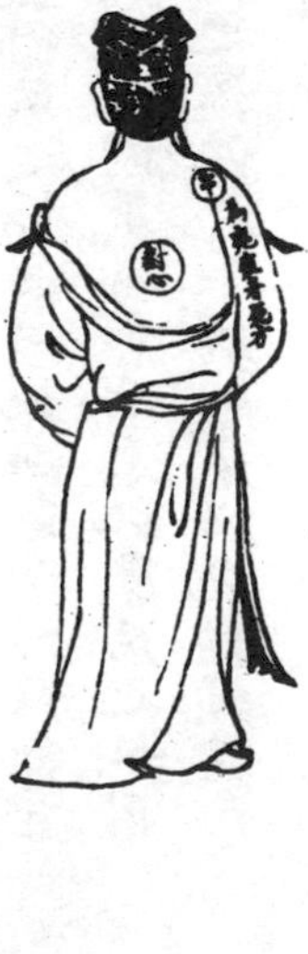

此證乃對心發因心火盛而熱氣會生於此處其毒愈壯盛走之急用疎導心火之藥解之然後以生肌藥愈矣

蜂窠發

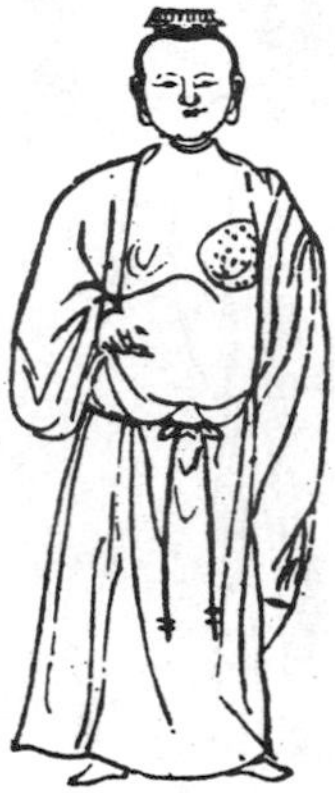

此證蜂窠發於胸乳間乃心火熱盛亦只用依前疎導心火之藥稍治之遲則熱必攻心必然死矣

頭後蜂窠發

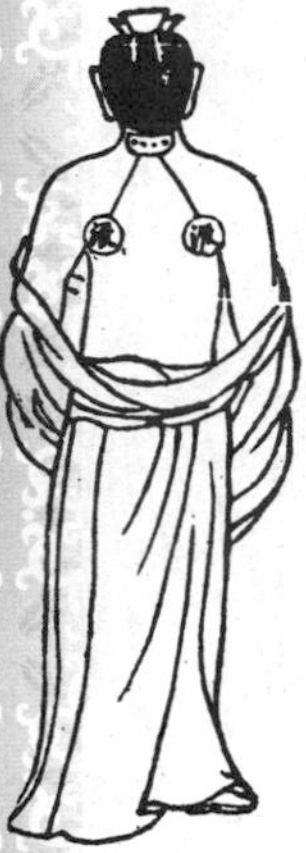

此證發於頭後如是蜂窠者急宜救之若焮赤腫痛起者好療瘦發者必難治矣宜用藥服數急療之若或流於兩肩者決不可療也

背發兩頭

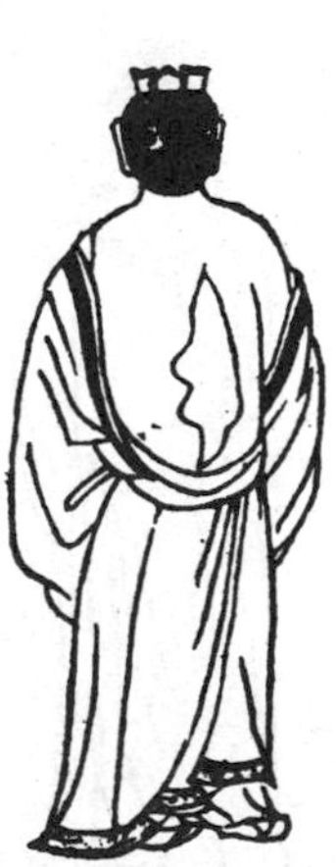

此證兩頭小者四邊散攻乃是因飲食之所致也而氣食相關合因虛而成之氣虛而散所以開口而闕急服內消藥亦宜補陽也

兩腋癰疽發

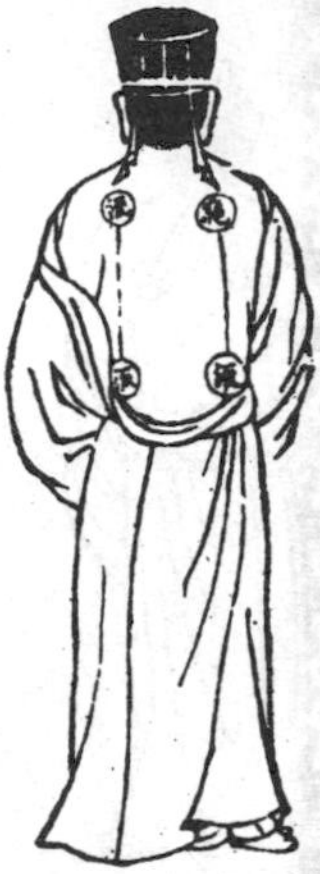

此證兩脇下成癰疽因虛而氣虛切不可服補陽之藥蓋虛中而得決不宜受熱劑倘受熱劑則虛熱愈盛易於傷骨膜切宜慎之

兩邊髮際發

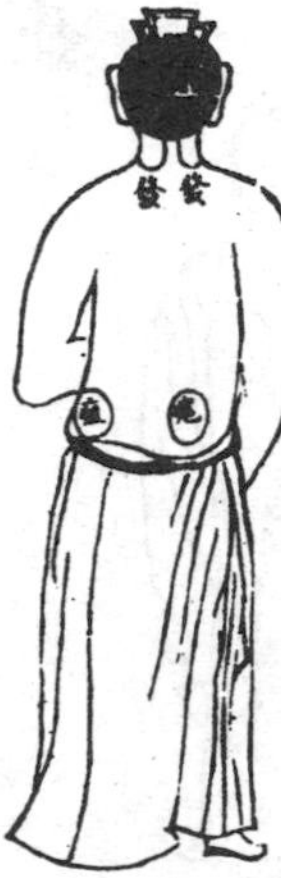

此證於頸後兩邊左右鬢髮邊發生者急宜救之如核發者急宜取去病根如腦心

發者熱氣上攻于腦四畔邊焮赤腫硬連於耳項寒熱疼痛若不急療毒入於血肉多腐壞爲膿水頭中而出血氣及痰發者難治主死矣

腦後發

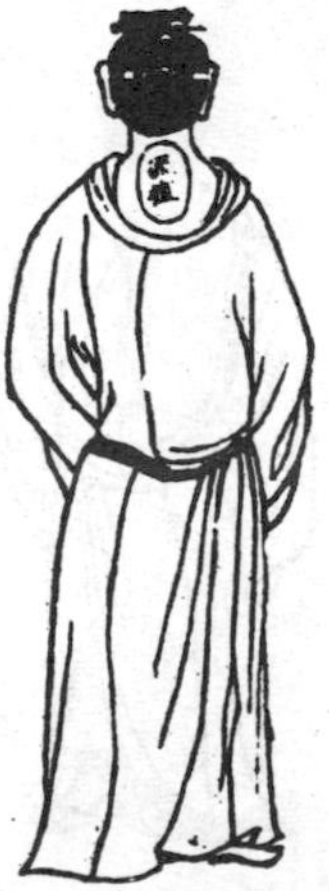

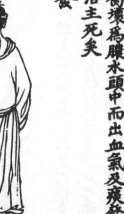

此證名夭疽其狀大而紫黑色若不急療則熱入淵腋前傷任脈內薰肝肺十餘日死急用前化毒消腫托裏散及內托千金散生肌定痛等藥取効

耳後發

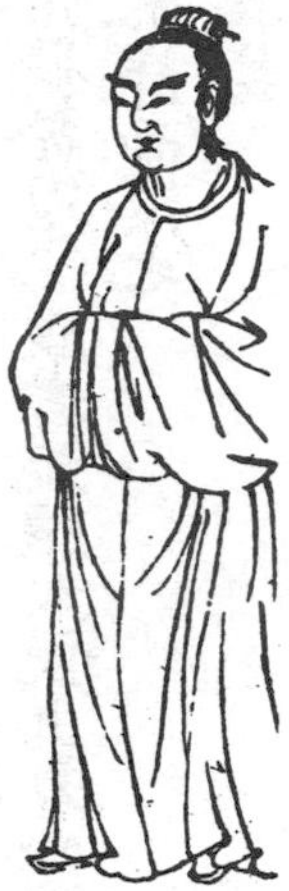

此證耳後一寸三分至命之處發之必死
故銳毒不治銳毒者堅銳其毒名曰發頤
乃熱上蒸連頤而穿口者必主穿喉死矣
用藥于後
破結散專治石癭氣癭筋癭血癭等證急服
此藥及後藥數之
海藻洗　龍膽　海蛤
通草　貝母去心各三錢重　昆布洗
礬石枯　松蘿各三錢重　麥麯
半夏各一錢重
右總爲細末每服二錢重南酒温調服之
忌食一切毒物及甘草雞魚五辛生冷果

木等方劾
南星膏專治皮膚項面上生瘡瘤大者如拳
小者如栗或軟或硬不疼不痛宜用此藥不
可輙用針灸只宜從順點破慎之
藥用南星大者一枚細研稠粘滴好醋爲
膏如無生者乾者亦可爲末醋調如膏小
點破令氣透出却以藥膏攤紙上象瘤大
小貼之覺痒則不可以手動撥則頻貼取
効紙上藥乾又換濕的貼上爲妙
胷發

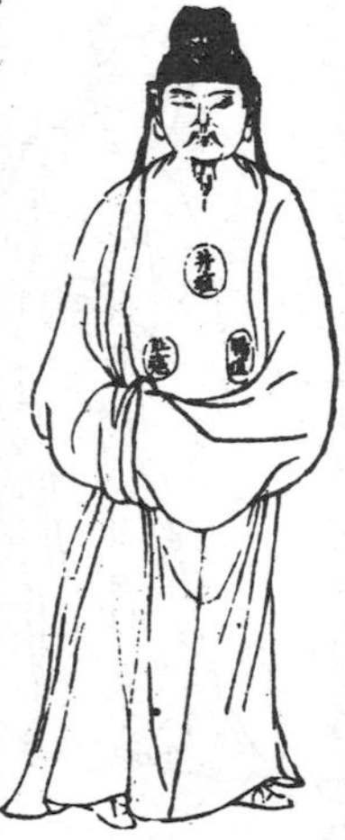

此證發于胷者名曰井疽狀如大豆三四

日起若不早療下入於腹入腹不療十日
當死急服內固清心散(前方見)外發可治內
發傷膜主死無疑

九發

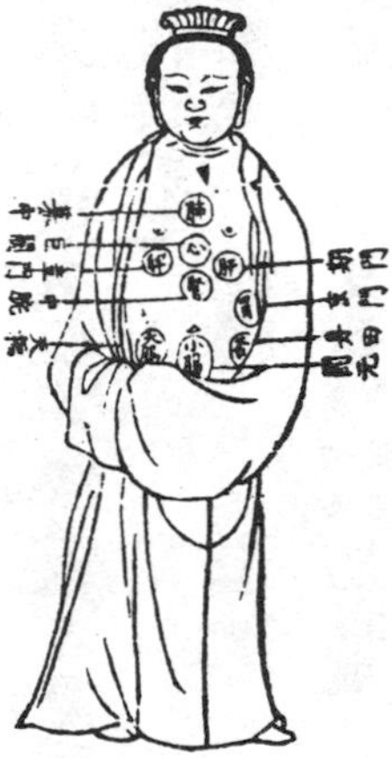

此證發爲肺疽心疽肝疽腎癰脾疽胃疽
大腸疽三焦疽小腸癰右驗其人所膜依○
○據此候審定癰疽淺深病從何臟腑發先
曾食何乳石又驗其氣虛實穿潰出外者
可治發於內傷膜者流膿大便出者必難
治參詳而療之

婦人乳發

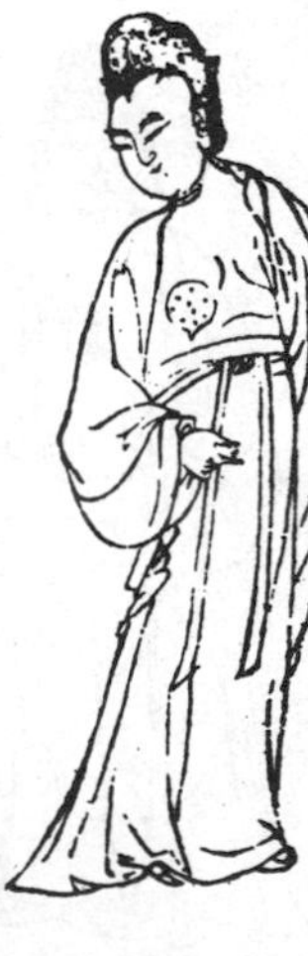

乳癰證有兒者名爲外吹妳有孕者名爲內
吹始可以急治數散不然出膿即用生肌定
痛藥見効
喫藥即效散

白芷　貝母(等分去心)

右爲細末南酒調服若無乳行者加漏蘆
煎酒調服即行

治初發乳及內外吹乳敷藥用酵子一勺以
麪五錢炒擂爛酵孝發面如蜂窠發過上
青色無妨焙乾爲末用井花水調敷如乾
日夜以水濕之或不退加白芷貝母爲末

疼痛加乳香没藥末立効

乳癰乳疽二證在内結核不散急服復元通氣散以前數藥及化毒拔毒散藥奪命湯汗之爲度

復元通氣散治發乳癰疽及一切腫毒

木香　茴香　青皮

川山甲酥炙　陳皮　白芷

甘草各等分　貝母去心姜製　加漏蘆

總爲末南酒調服

右㕮咀水煎入酒服亦可

又方

青皮一兩　陳皮一兩　甘草一兩生熟

川山甲炙　瓜蔞根各三兩　連翹一兩

金銀花一兩

右總爲末熱酒調服

乳勞之證不宜用針恐針傷其房縫者死但要識證開口洪者去妳房因傷而壞也皆須急服藥敷之不生肌者必死難治可服祕傳流氣飲托裏十宣散中間敷解毒生肌定痛散用前吹乳方内數藥四圍敷之

畨花石榴發乳者此二證不可治之三十二三者可治四十之上者宜早治用藥與敷如不生肌者難治之必死也

人面瘡

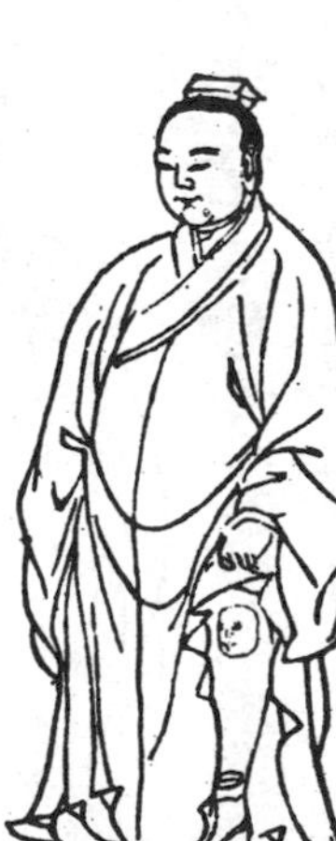

此證皆是寃可以作善事解之須在真誠懺悔然後方可用藥與藥用流氣飲久不

可者服苦參丸補腎水敷解毒生肌定痛散立効如神後用膏藥併生肌藥填在瘡口內

苦參圓

苦參四兩 造丸 防風一兩 荊芥一兩
白芷一兩 川烏一兩去皮生 赤芍一兩
何首烏一兩 川芎一兩 獨活一兩
梔子一兩 牙皂一兩 蔓荊子一兩
茯苓一兩 山藥一兩 蒺藜一兩
草烏三錢炒 黃芪一兩 羌活一兩
白附子一兩 此四味名四生散 止用草烏三錢

右爲細末水煮麪糊爲丸如梧桐子大每服三五十丸日進二三服空心南酒吞下如不飲酒者以好茶代之吞服即補腎水

外臁瘡

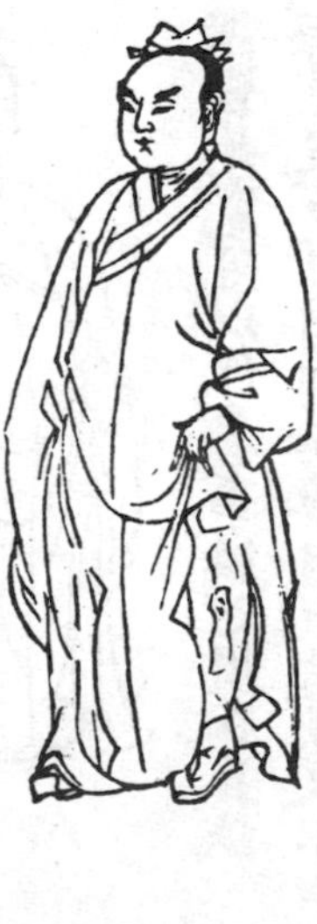

此證久年不愈者多是腎水虛敗下流又有脾濆溢可服苦參丸補腎水用解毒生肌定痛散後用隔紙膏藥

秘傳隔紙膏 治年月深久臁瘡不愈者

老松香 樟腦 谷丹炒
水龍骨即舊船石灰 輕粉
不愈加 白芷 川芎 螵蛸

右總爲細末溶化松香加少清油和之以油紙隨瘡大小糊袋盛藥夾之用水洗瘡縛在瘡口上二日定四日一換若單用白芷川芎螵蛸三味煎水洗之亦効

肶疽血風瘡

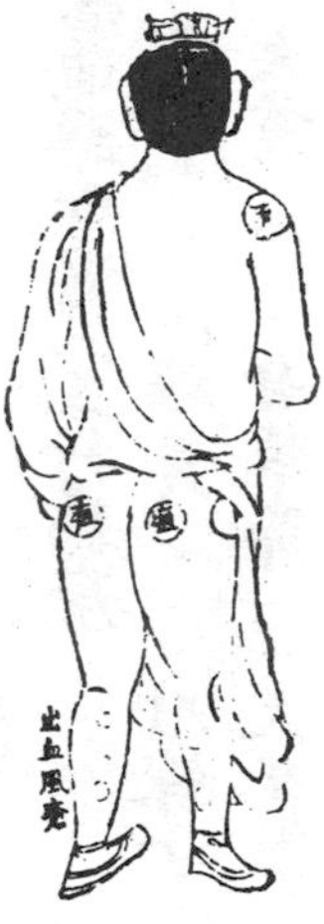

此二證發者一肶上生癰疽者如近大小便處難治也生於實處卽安男子婦人脚生血風瘡難便可也下流上手生瘡難治

脚背發

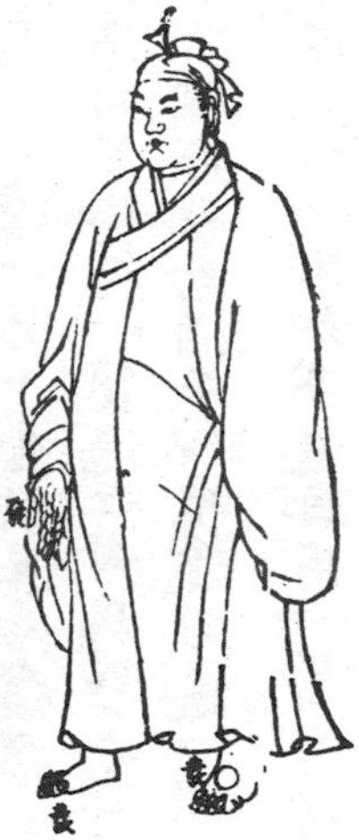

此證得於消渴病發手足指者名曰脫疽其狀赤黑者死不療不赤黑者可療如療不衰急斬去之得治不去者赤黑必死矣初發可治消渴服流氣飲苦參丸解毒生肌藥可急療之又專治此發用桐油及無名異煎至一沸入花椒一匀看瘡大小剪蓼葉在內同煎浸一七後單以此葉貼在瘡上卽安手指發者亦同前治療

腎陰發

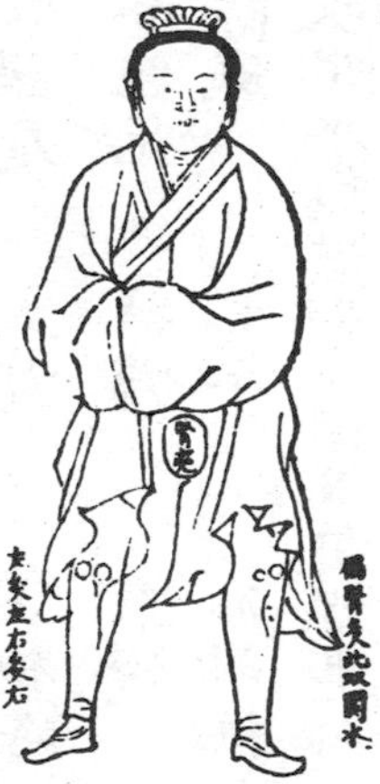

此證腎癰者名懸癰陰囊上腫而痛乃膀胱腎經感寒濕邪氣偏腎於陰之經絡至血氣凝滯寒濕氣不散作爲此病卽服前托裏散加車錢木通淡竹牽牛何首烏脚

蓮復用內消散及生肌定痛散敷之用膏
藥貼更服前秘傳流氣飲

下疳瘡　秘傳一味千金散專治疳瘡立効

右單用黑蜘蛛一箇過江者爲妙入在碗
中研爛鏇熱南酒于碗中攪勻通口服之
隨病左右側卧如不退再用一箇即効

敷藥

先用葱白炒熱熨之如冷再炒熱以熨三
四次後敷藥用前化毒消腫藥如用大蒜
木鱉南星草烏敷之如破用前生肌定痛
藥

疳瘡通藥即過三五行爲度

牽牛　雄黃　川練子
大黃　甘草節　天花粉
枳殼　貝母等分

右爲末空心南酒調服出膿即散

又方

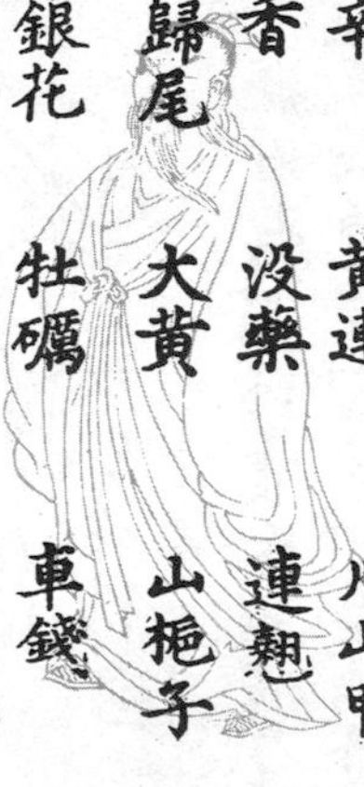

細辛　黃連　川山甲
乳香　没藥　連翹
當歸尾　大黃　山梔子
金銀花　牡礪　車錢
防風　甘草　油胡桃

右㕮咀水煎熱加南酒五更溫服
偏腎氣即効如神先服五苓散加茵陳

燈草　木通　白朮　朱苓
澤瀉　赤茯苓　官桂　車錢

右㕮咀白水煎空心服即依後法炙之爲
妙
後用丸子藥青木香丸一貼用班猫大箇同
丸子炒熱去班猫熱南酒送下如不退再

進一二服

又方用栗子樹根南酒煎服立効

下疳瘡搽藥

黃連　黃柏等分

右先用猪膽二箇以汁浸二藥温却用丸

一片或磚於火上燒紅放藥在上焙乾加

乳香　没藥　朴消　白礬枯

無名異　百藥煎　血竭　苦参

右爲末乾以清油調搽濕則乾摻之如腫

不退用益元散加防風荆芥何首烏煎水

温洗之

瘰癧下疳腫不消用

防風　荆芥　草節　牛膝等分

右煎湯薰洗之即消

又蛀疳方

蜜陀僧　黃連　黃柏　輕粉

右爲末摻之以塩艾煎湯洗之

瘰癧喫藥用赤葛根生姜一塊同擂爛鏇熱

酒服之汗出爲度滓用敷瘡上

偏腎氣以本人口爲則於臍上灸偏在左灸

右在右灸左然後服走馬茴香丸茱萸内

消丸各一貼以生小酒加少塩空心吞下

追疔奪命湯祕方速効能内消腫前仙傳外科已載恐檢閱不方便故重具于後

羌活　獨活　青皮　防風多用

黃連　赤芍　細辛　甘草節

蟬蛻　姜蠶炒　脚蓮等分

加河車　澤蘭　金銀花

有膿加　何首烏　白芷

要利加　青木香　大黃　梔子牽牛

在脚加　木瓜
右㕮咀每服五錢重先将一服加澤蘭葉
少用金銀花各一錢生姜一兩重同藥擂
爛好酒鏇熱服之如不飲者水煎加少酒
服亦妙然後用酒水各一盞半生姜十片
煎熱服以衣被盖覆汗出爲度病退減後
再以前藥加大黃二錢重煎熱服或利一
兩次以去餘毒爲妙此方以藥味觀之甚
若不切然累用累効萬無一失矣如別有
它證出後宜隨證加減治之
心煩嘔吐加　甘草節一錢　豆粉酸漿水下已上另爲末
嘔逆惡心加　乳香　豆粉甘草湯下
又用　紫荷車　老姜米醋一口磨下
心煩嘔名伏暑用　硃砂五苓散
嘔逆加母丁香　石蓮同前藥煎服又不止用不換金正氣

散加　人参　木香煎服
嘔不止手足冷名冀水　黃蓮香薷散吞下
消暑丸
手脚冷　宣木瓜　牽牛
心煩加　麥門冬　赤芍　梔子　燈草
潮熱加　北柴胡　黃芩　淡竹青
絲茅根
眼花加硃砂　雄黃　麝香少許
腹脹加薏苡仁　寒水石
自利加　白术　茯苓　肉豆蔻　櫻粟殼　造丸
腹痛不止加　南木香　乳香
喘嗽加　知母　貝母　沙宴少許
頭疼加　川芎　白芷　葱白
痛不止　蘿蔔子　川芎　葱白擂碎敷太陽穴
痰涎多　生艾尾葉米醋擂取汁嗽去痰

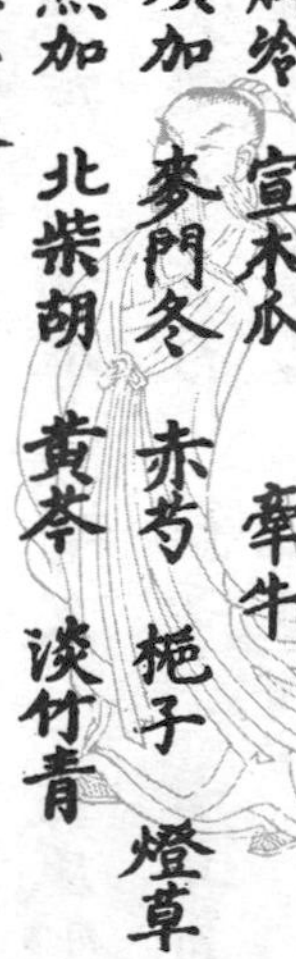

咽喉痛　山豆根　靈消根　山梔子　淡竹葉
　艾葉　燈草用水煎嗽
大便祕　赤芍姜製　枳殼麸炒　大腹皮
小便祕　赤芍　赤茯苓　木通
　車錢　燈草
尿血出　生地黃　車錢
鼻血出　野紅花　地黃　藕節　姜皮生用
瘡不痛頂不起　灸三壯
更不痛　不治
骨蒸加　絲茅根
　無脈服　二十四味流氣飲
飛龍奪命丹　專治疔瘡發背腦疽乳癰附
骨疽一切無頭腫毒惡瘡服之便有頭不痛
者服之疼痛已成者服之立愈此乃惡證藥
中至寶病危者服之亦可矣萬無一失不可

輕
忽
蟾酥二錢乾者老酒化　血竭一錢　乳香二錢
沒藥二錢　雄黃三錢　輕粉半錢
膽礬一錢　麝香半錢　銅綠二錢
寒水石一錢　硃砂二錢為衣　海羊二十一箇
蝸牛即是連殼用　天龍一條即蜈蚣酒浸炙黃去頭足
腦子半錢無赤可
右總為細末將海羊研作泥和前藥為丸
如菉豆大若丸不就酒煮麪糊為丸每服
只二丸先用葱白三寸令病人嚼爛吐於
手心男左女右將丸子裹在葱白內用無
灰熱酒三四盞送下於避風處以衣被盖
覆約人行五里之久再用熱酒數杯以助
藥力發熱大汗出為度如汗不出重者再
服二丸汗出即効初覺二丸即消三五病

重者再進二丸如疔瘡走黃過心者難治
汗出冷者亦死如病人不能嚼葱擂碎裹
藥酒吞瘡在上食後在下食前服服後忌
冷水黃瓜茄子油麪豬羊雞肉魚一切發
風發瘡毒等物及婦人洗換狐臭百發百
中

背瘡

血見愁一兩　酸漿草半兩　當歸二錢半
乳香一錢二分半　沒藥一錢二分半
右焙乾爲末每服七錢重熱酒調服如有
生藥可用擂酒熱服留滓以敷瘡上
腰疼用黑豆炒熱以綃或布包纏腰上以姜
擂熱酒飲醉出汗爲度如無汗依前再作
二三次必有神効

杖瘡

水粉一兩　赤石脂生一錢　水銀一分先熬
右三味用麻油拌成膏以傘紙敷之貼上
緊縛如肉陷可用此膏填滿然後貼上立
効

痔瘡亦可治惡瘡

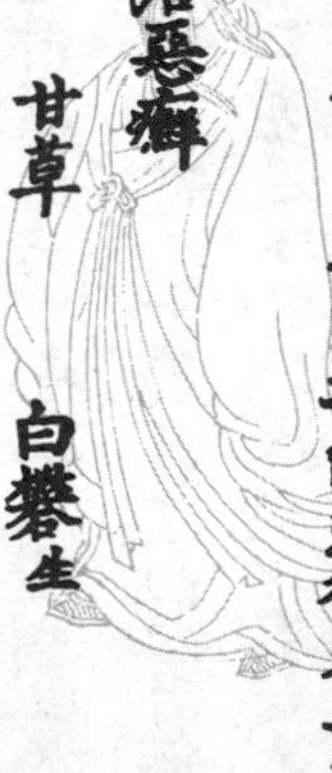

信　甘草　白礬生
右各爲末用碗一隻先將信末敷一層甘
草末一層礬末一層用火煅之再依前敷
藥煅三次掃下爲末冷水調敷瘡上不免
少疼飲酒以醉爲度經宿其瘡自脫矣
拔疔諸疔不出者用巴豆半粒去殼磁石爲
末用葱涎同蜜爲膏以敷瘡上疔自出矣
凡諸腫毒用生姜面東過梁落地者就將
於本地上陽日畫○圈陰日畫口圈一箇
以姜蘸好米醋於圈內磨取地上泥括在

鉢內入大黃芒硝末同姜儘研爛敷於毒
處留開瘡口毒自出矣
蛀疳瘡　輕粉　韶粉　打和摻之
疥瘡亦可治輕癬
大楓子　黃連　甘草
油胡桃　榆皮　川椒
輕粉　白礬半生半熟　蛇床子
井泉石
右各爲末以油胡桃增減同杵爲膏如彈
子大用㡇布包藥擦之痒處揩之痛處按
之藥到即效
小兒乳癬
右用粉草擦之後用油搽抹
急慢驚風
右用冷坑中糞青水一呷與之服即愈

仙傳外科集驗方卷之九

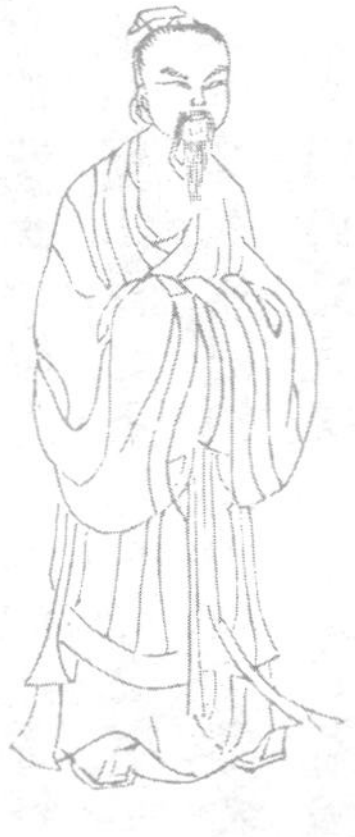

仙傳外科秘方卷之十

浚儀原陽子趙宜眞集

治諸雜證品

救自縊死

自旦至暮雖已冷可活心下微温者雖一日已上可活急抱起死者使繩寬解去繩切不可割斷繩也却與之微微撚正喉嚨放倒卧用被蓋急用竹管吹其兩耳一人急牽其髮不放手就用脚踏其兩肩一人摩其胃及屈伸其手足摩捋之如活即以粥飲與之此法救人無不活者

救水溺死

先以刀斡開溺者口横放筯一隻令其牙啣之使可出水或覆甕或立甑以溺者腹肚覆其上令頭垂出水如無甕甑横腹圓木上亦可水出後令健夫屈死人兩足著肩上以背相貼倒駝之而行令出其水盡仍先打取壁土一堵置地上以死者仰卧其上更以壁土覆之止露口眼自然水氣翕入土中其人或甦仍急用竹管各於口耳鼻臍糞門内更迭吹之令上下氣相通又用半夏末少許搐其鼻如略活用清粥飲灌之

又孫眞人救溺死法急解去死人衣帶艾炙臍中即活

救冬月墮水凍死

凡四肢冷口不能言只有微氣者不可便以大炙用布袋盛熱灰放在心頭冷即換熱者待眼開却用温酒或米飲灌之

救伏暑死

不可使冷冷之即死宜用温湯常摩洗其
心腹間如路途急切用路上熱土置腹臍
間令人更尿其臍中即活

救暑渴死

用路上熱土大蒜等分爛研水調去滓飲
之即活

救卒中風不省人事多因痰壅

用白礬二錢重生研末生姜自然汁調斡
開口灌下其涎或吐或化下便醒

救卒中惡不省者

用韭菜研汁灌入鼻中

救睡卧中不省死

用韭菜汁滴鼻中冬月用韭和根搗汁灌
之

治從高墮下瘀血沖心欲死

右豆豉一大盞水兩碗煎三沸去滓服若
便覺氣絶不能言取藥不及擘開口以熱
小便灌之

凡壓死縊死溺死魘死産後暈絶此名五絶

右可用半夏一味爲末如豆大吹納鼻中
須臾即活

神醫華陀云

十般危證急如風雨故選名方救之

一危證霍亂吐瀉或因飲冷或冒寒或失飢
或大怒或乘車船傷動胃氣令人上吐下瀉
不止頭旋眼花手足轉筋四肢逆冷方用

吳茱萸半兩　木瓜半兩　食鹽半兩

右同炒焦先用瓦瓶水三升煮令百沸却
入煎三味同煎二升以下服之

一方用枯白礬爲末每服一大錢百沸湯點

服
又方用鹽一撮醋一盞煎七分溫服或鹽梅
醎酸等物亦可煎服
二危證纏喉風閉腫痛手足厥冷即時氣閉
不通　用皂角三皮挪水一盞灌下立愈
一方皂角一皮百草霜一錢同研爲末冷水
調加清油數點灌之
又方升麻四兩剉碎水四碗煎一碗灌之即
愈
三危證吐血內損或因酒色損傷心肺血氣
妄行口鼻俱出
右用荊芥一握燒灰置地上出火毒細研
每服三錢陳米飲調下
一方百草霜研細每服三錢濃米飲調三服
妙

四危證中砂毒煩燥心腹絞痛頭旋欲吐不
吐面青黑四肢冷
右用青藍一握細研以井花水調下一碗
灌之
一方麻油二升灌下
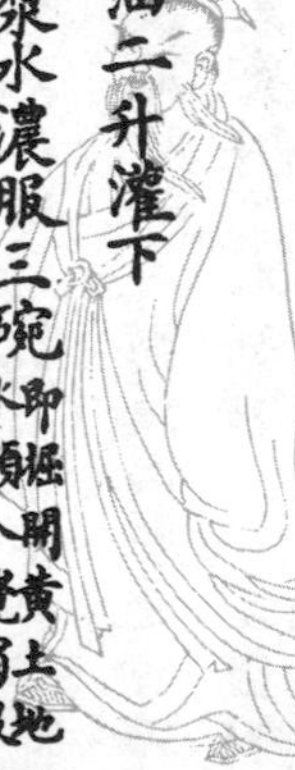
一方地漿水濃服三碗即掘開黃土地以水傾入攪濁服之
五危證尸厥奄然死去不省人事腹中氣走
如雷鳴
右用生姜自然汁半盞和酒一盞煎令百
沸并灌服之仍炙丹田百會氣海穴
六危證中鬼氣忽倒地四肢冷手握拳鼻口
出血
右用雄黃爲末一錢許煎桃葉湯調下
一方故汗衫衣或觸衣久染汙者男用女衣
女用男衣燒灰每服二錢七沸湯調服觸衣

即內襯衣也

七危證脫陽小腹急痛腎縮面黑氣喘冷汗自出

右用連鬚葱白三莖砂盆中研爛以酒五升煮取二升作二服仍用炒鹽先熨臍下氣海穴處勿令氣冷為佳

八危證鬼魘鬼擊房中被鬼打作聲呼喚不省

右用竈心土槌碎為末每服二錢新汲水調下更挑半指甲吹入鼻中又灸兩足大拇指聚毛中三七壯

又方用桃柳東生枝各三七寸煎湯三盞候溫灌服

九危證孕婦逆生

右用槐子七粒研細新汲順流水下

又方用烏蛇退一條蟬退二七箇頭髮一束共燒灰溫酒調下三服仰卧片時即生

又方用小絹針就兒足心各刺三五針急用鹽塗刺處即順行矣

十危證胎衣不下惡血湊心迷悶胎衣逆上

右用赤小豆一升炒過水三升煮取二升去豆取汁溫服立下

又法以婦人自身手足指甲燒灰酒調下一服卻令有力婦人抱起將竹筒於心上趕下為妙

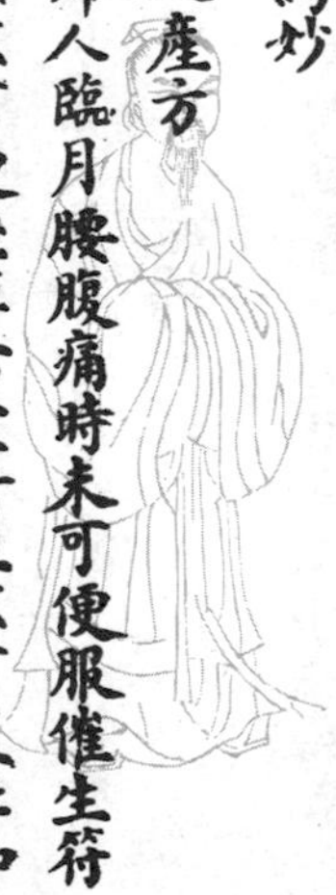

又婦人產方

凡婦人臨月腰腹痛時未可便服催生符藥亦不可便坐草常宜行立不可荒忙如果在穀中氣足自脫苟日月未足用藥一催即有橫生逆產之患如此死者乃自殺

之耳令列驗方于後

紫蘇飲治婦人胎前諸證此藥能安能催安胎順氣功効神異難述

紫蘇葉一兩大焙　大腹皮水洗焙乾生姜汁炒　人參半兩

陳皮半兩重去白炒　川芎八錢　甘草半兩炙

北白芍藥四錢微炒　川當歸一兩微炒

右㕮咀每服三錢生姜三片葱白三寸水煎空心服胎前七八月宜加枳殼半兩米汁浸去穰縮砂仁三錢重炒每日一服臨產用順流水煎服　臨產腰腹陣作痛時取好滴乳香一塊如小指頭大濃磨水一合盪温服候破水後却進催生藥

催生方

右用柞生枝一握長一尺淨洗甘草五寸並剉碎水七盞沙瓶內紙密封之慢火煮至一半候產母腹痛甚時温飲一杯不過二兩服覺下重即生此方亦治横生逆產死胎爛脹經日不下者屢驗

一方百草霜白芷等分爲末童子小便和少醋打成膏熱湯調下

又方木鳖頭盛斧處木䏶燒灰存性爲末急流水調下

產難湊心不下者

右用蛇皮燒灰同麝香少許研細温酒調下立產

胎衣不下

右用雞子清三箇去其黄以酸醋一合和之啜入口中即下

一法令產婦嚼自己髮尾於口中令嘔噦衣即下

又方草麻子十四粒去殼研塗兩脚心衣即
下可洗去如不去則腸頭出如此時就以
此藥貼頂心縮回其腸多用此藥不妨如
腸入則洗去神効
產後敗血上衝發爲血暈須刻死人用陳艾
煎湯入醋服之
婦人血崩
右用黄芩爲末每服二錢先用紅鐵秤錘
置酒候沸定用酒調服
一方乾蓮房燒灰存性酒調每服二錢妙
又方好綿棕櫚頭髮共燒灰存性用百草霜
同研爲末無灰酒調服
濟陰丹治婦人萬病
香附子　烏豆　乾姜　蒼术
右各四兩重用黄子醋浸二七蒼术止浸

一七後切作片子再浸一七取出烏豆再
炒過香附子擣碎加當歸一兩重茱萸半
兩重醋煮過同焙乾爲末糯米糊爲丸如
梧桐子大空心温酒或醋湯呑下每服二
三十丸治證同局方
救解諸毒傷寒雜病一切等證
解百毒及諸食應千毒
右用甘草二兩生剉水三盞煎減半去滓
停冷每服半盞細細飲之未効更服或吐
無害
一方加大豆同煎尤驗
解百毒及閩廣桃生金蠶蠱毒
右用甘草長七寸四十九莖浸廁坑中四
十九日淨洗爲末蜜圓瓶收遇中毒時口
中嚼化即解

解砒毒
右用早禾稈燒灰新汲水淋汁絹濾過冷
服一碗毒下利即安
一方白扁豆末新汲水調下
又方青黛甘草烏豆煮水三碗服又濃煎豆
豉湯灌下又用錫器粗石上磨水服錫器
磨水尤妙單用楊梅皮煎湯二三碗服可
解諸藥毒死此證只有心間煖不妨乃是熱
物犯之
右用防風一味擂冷水與服
一方白扁豆花擂水
又方豆粉調水米糖調水生姜擂水服皆可
解鼠莽毒
右用木藍根擂水數碗服即桑青根二
又方烏桕根擂水服之安鏡面草一味擂自
然汁小酒一盞許清油對停攪勻服之即
下毒物三五次以肉粥補不可遲
解巴豆毒煮黃連汁飲之
解蒙汗毒飲冷水即安
解蠱毒石菖蒲一味焙乾為末甘草煎湯下
病退為度

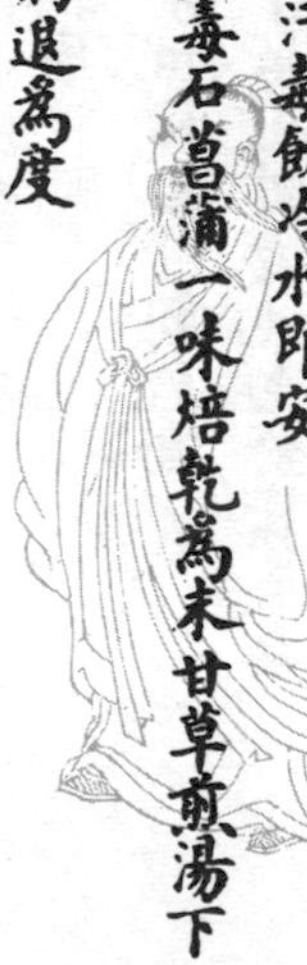

仙傳解蠱毒呪
凡入蠱毒人家方入先闇念呪三徧或七
徧云父為蚯蟺蟲母為羅蛇女眷屬七千
人吾盡識得汝
右入門先闇通蠱毒萬福舉眼從左手直
上數屋椽一徧卻低頭如有茶酒食物來
即左手潛入衣服內撏取陰毛一莖於盤
內稱歸就主如前闇念呪三徧如有藥盤
上自有蟲物出來卻將毛繫之方知本主

自中

又方垢膩散

右用白礬一塊令病人咀之如覺礬甜即是蠱毒乃用梳齒內垢膩不拘多少食之即吐出惡物

解附子川烏天雄毒煮大小黑豆汁飲之

解班猫毒　大小黑豆汁飲之玉簪花根擂水亦能解諸毒

解食野菌毒掘開黃土地窟以冷水傾攪令濁少頃飲之名曰地漿可解上毒

又方用甘草節不拘多少用麻油一盞煎一次勿令黑冷服油即解

解食河豚魚毒倉卒無藥急以清油多灌之吐出毒物即愈

解毒散不以是何毒藥服之蟲皆吐出神効

右以白礬石菖蒲等分為末新汲水調下二錢兩服見効

神仙解毒丸方

青黛　自然銅　野茨菇田內生者

貫眾　川芎　塵粉壁土

黃連　桃根去皮用骨培乾另研　檳榔

赤小豆　萊豆　新磚

新瓦磚瓦須用新出未經水者先置廁中浸二七又於流水中浸二七晒乾別研以上十三味各二兩重　甘草節一兩

右研為末訖用錫器磨水和藥却用糯米粉煮浴湯糍搗和為丸煮糍時以在水中浮為度搗三千杵每丸如彈子大磨水服

神授太乙散治傷寒陰陽二證不問陰陽兩感表裏未分皆效

川升麻　白芍藥　紫蘇葉

乾葛　陳皮　川芎
青皮　甘草　香附子
白芷
右等分為散每服三錢水一盞半生姜三片煎八分連進二服如頭痛加連鬚葱白三莖氣痞中滿加枳殼產婦嬰兒老人皆可服神効

治傷寒結胷
大黄連七寸　巴豆十四粒去殼
右研為末津唾調餅子置臍中以艾炷灸其上候熱透腹中方止不拘壯數灸了即以温湯浸手帕拭之去毒此法屢常救人

治瘧
好常山七錢　檳榔三錢
右為細末用雞子清圓如梧桐子大每服三十丸温酒或醋湯吞下未發先夜一服發日五更初又一服必効若久病則多服取効

一方常山切片子用雞子清攪勻飯上蒸三次去雞子清以常山晒乾爲末搗飯爲丸臨卧清早酒吞下二十丸不吐不瀉即愈

又方青蒿滲桂二味各爲末寒多多桂少蒿用老生姜二兩重連皮搗汁和熱酒調服以衣被蓋卧即愈一熱多多蒿少桂亦依前法服桂蒿三七分用

又方不問久年近日神効
右用常山一兩重瘦如雞骨者剉碎用好醋浸一宿瓦器内煮乾剉爲散每服二錢重水一盞煎至半盞去滓停冷五更初服之不吐不瀉神効

又方知母貝母常山檳榔等分剉碎酒水各一盞煎至半盞去滓用綿蓋定露一宿五更乘冷面東方服之不問寒熱瘧人久年不瘥一服見効但不可令婦人煎

治赤白痢方

右訶子六箇煨熟六箇生用去核取肉焙乾為末赤痢用生甘草煎湯調下白痢用炙甘草煎湯下只空心服之甚者不過再進

治痢丸子

大半夏二箇　巴豆七粒去殼　百草霜一錢

京墨一粒如半夏大

右並碾為末用黃蠟三錢重清油少許溶和為丸如菉豆大每服七丸紅痢甘草湯下白痢乾姜湯下裏急後重枳殼湯下夾食感冷泄瀉乾姜湯冷吞下暑瀉冷熟水吞下神効難盡

治禁口痢其證有冷有熱有冷熱不調皆須先發散表裏如手心熱目赤是熱宜用敗毒散加陳米煎服如手心冷及純下白痢者是寒宜以蓮肉不去心為末用米飲調每服三錢重候進飲食然後隨證冷熱治之

又方用紅木槿花不用蒂陰乾為末先用麪煎餅兩箇以花末糝其上食之食時先以湯灌開口為末

又治熱痢柴胡黃芩等分半酒半水煎七分浸冷空心或早服若血痢多加黃芩

又方鹽梅除核一箇合好春茶末用醋湯調服

轉筋泄瀉陳艾木瓜二味水煎入醋少許鹽

一捻服之
一方吳茱萸三錢重同艾煎湯一碗半分作
三服即効又如藥不便只用艾葉生姜煨
同煎熱服
攪腸沙證發即腹痛難忍但陰沙腹痛而手
足冷看其身上紅點以燈草蘸油點火燒
之　陽沙則腹痛而手足煖以針刺其十
指背近爪甲處一分半許即動爪甲而指
背皮肉動處血出即安仍先自兩臂捋下
其惡血令聚指頭出血爲好　又痛不可
忍須臾能令人死古方名乾霍亂急用鹽
一兩熱湯調灌入病人口中鹽氣到腹即
定又將石沙炒令赤色冷水淬之良久澄
清水一二合服
又方陳樟木陳皮陳壁土各等分水濃煎去

滓連進三四服即安
治霍亂吐瀉諸藥不納
菉豆　胡椒各四十九粒
右二味研碎水煎服如渴甚研爲細末新
汲井水調服其効如神
又霍亂洞瀉不止
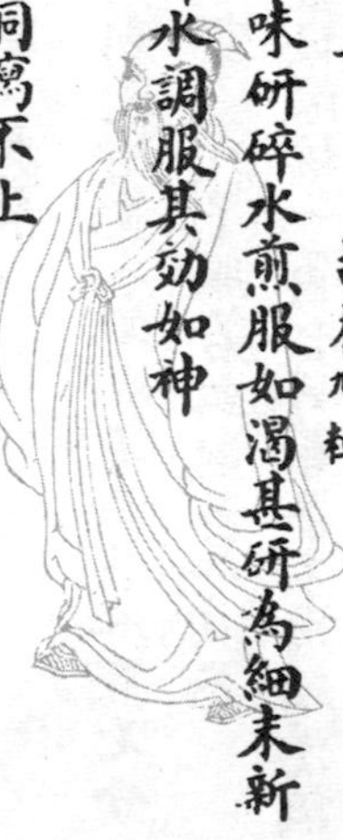
右新艾一把水二碗煎一碗頓服若無新
艾舊艾葉濃煎湯服
又方　木瓜一兩　茱萸半兩湯泡七次　茴香二錢
甘草二錢
右剉每服四錢水一盞半姜三片紫蘇十
葉煎空心服
治癰疽發背初生灸法累試有驗
凡人初覺癰疽背發已結未結赤熱腫痛
先以濕紙覆其上立視候其紙先乾處即

是結疽頭處取大蒜切成片如當三錢厚
安在頭上用火艾壯炙之三壯換一蒜片
痛者炙至不痛不痛者炙至痛時方住最
要早覺早炙為上方發一二日者十炙十
愈三四日者六七愈五六日者三四愈過
七日則不可炙矣若有十數頭作一處生
者用大蒜研成膏作餅子舖瘡頭上聚艾
燒之亦能安也若背上初發赤腫內有一
粒黃如粟米者即用獨蒜切片如前炙法
治之次日去痂膿自潰已

竹筒吸毒方（諸般惡瘡並治）苦竹長一二寸用頭節
妙刮去青皮似紙薄為佳其大小隨瘡斟酌
應毒瘡初發時用

白蒺藜　蒼朮　烏桕皮　厚朴（各五錢重）

右四味㕮咀用水一銚同前竹同煎煮以
藥將乾為度乘竹筒熱以手按之於瘡上
須之其筒自粘在瘡上不必手按也仍更
用前藥分兩再煮一筒候前竹筒冷以手
拔去再換熱者如前法其膿自吸入筒中
而瘡愈矣

十宣散治癰疽

凡癰疽皆由氣血凝滯風毒壅結此藥發
散風邪流行氣血排膿止痛生肌長肉未
成者速散已成者速潰五毒不試而坐收
功効許學士云昔有若背瘍者諸藥不痊
乃用此方熱酒一升下藥五六錢少頃頓
減七分數服後瘡潰膿出半月瘡口遂合
又有婦人股間腫如碗服此而安又有腦
發者服藥醉飲袞臥醒而病去但選藥精
妙服藥貴多服至瘡口合更服所以補前

損杜後患不飲者濃煎木香湯調下亦可
仍略用酒為佳藥品于後
人參（用新羅者去蘆細剉焙） 當歸（川中大如馬尾者淨洗剉焙乾）
黃耆（用綿者如箭簳長尺餘不開叉者淨洗寸切槌碎擘如絲狀鹽湯浸透隴大炙酥再剉） 川芎（好者淨洗切焙乾） 防風（新香者洗切焙）
厚朴（厚而紫者去粗皮薑汁淹一宿炒焙） 甘草
桔梗（有心味苦者洗淨去蘆切焙） 白芷
桂（用春薄者去粗皮不見火）
右十味取淨極乾方秤人參當歸黃耆各
二兩餘七味各一兩除桂外一處為末入
桂令勻每服三錢加至五六錢桂須多買
取淨末秤凡信心精合多服必効
黃蠟圓治發背癰疽諸般惡瘡皆効有人偏
身生瘡如蛇頭狀服之亦効
右白礬不拘多少生用為末每礬一兩重

用黃蠟七錢重溶開出火傾入礬末和勻
如梧桐子大每服十丸至二三十丸不拘
時米湯或溫熟水呑下如未破則內消已
破則使合不過十數服必効如因服金石
藥毒所致亦宜服此又只喫白礬末一二
十匙以溫湯咽下亦効黃蠟須是山蠟色
黃者為佳不動臟腑止疼痛不問老少虛
弱皆可服之大能護膜救心防熱毒內攻
令人危困妙難盡述

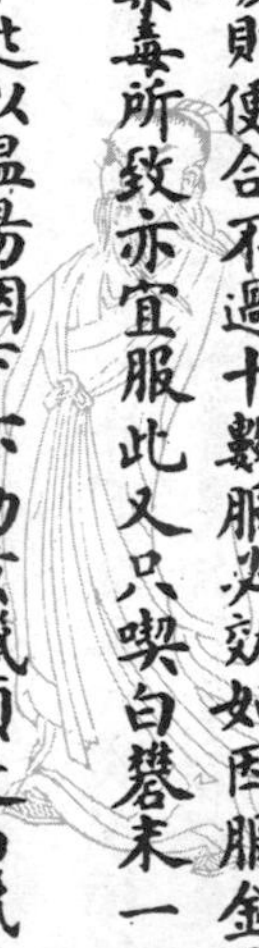

柞木飲子治發背癰疽已成未成並宜服之
（遺十）（藥簡而賤使於救貧）乾柞木葉（四兩重） （十六）乾荷葉心蒂
萱草根 甘草節 地榆（四味各一兩重）
右剉為散每服半兩水二碗煎至半碗分
作二服服之早晚常進病愈為度成膿者
自潰未成者自消忌一切毒食

又治癰疽難籠櫻葉研爛入鹽少許傅之留
出癰背立効
治瘰癧不問已破未破用烏雞子頂上開竅
攪青黃勻却以綠縈班猫一箇去頭翅足
入雞子中紙糊蓋之飯上蒸熟剝去殼去
猫空心喫雞子一日一箇以瘥為度
又方不蛀皂角三十條作一束以棕櫚裹之
縛定於廁坑內浸一月取出於長流水內
再浸一月切不可用死水浸去棕曬乾不
可焙搗羅為末每皂角末一兩入麝香半
錢全蝎七箇研細拌勻每服二錢溫酒或
湯飲任調服之不過二三兩重即安
治疔瘡凡疔瘡不破則毒入腸胃不治
右用蟬退一味為末蜜水調半碗飲之及
用其末津唾調塗瘡上瘡口自潰

一方烏梅三四箇取肉打爛以絹片緊縛在
瘡上却將菊花及根苗擂酒飲之不飲酒
者用湯次日晚拔去烏梅自潰
又方生蜜與隔年葱一處研膏先刺破後上
藥用帛縛住如人行五里久覺疔出後以
熱醋湯洗去
治臁瘡血竭一味研末傅瘡上以乾為度
一方谷丹無名異細研清油調搽濕則乾傅
其上
又秘方窑竈內黃土累經燒過者研細入黃
柏赤石脂黃丹輕粉末拌勻清油調油絹
盛藥貼瘡上外以布絹縛定其瘡繳痒不
可以手開動直至數十日後瘡愈去之
治痤瘡疥瘡雄黃硫黃黃連蛇床子剪刀草
培乾右等分為末用巴豆七粒麻油煎巴黑

為度去豆候油冷入好輕粉用前藥末調
塗之
合掌散治諸般疥癩瘡
馬兜鈴子（一兩半生為末）白礬（二錢半）硫黃（三錢二味
別研）
右以清油勻調塗手上搓熱呵之以鼻嗅
翕其氣其瘡自安
治惡瘡腫如梅李小豆者用
吳茱萸（一兩）小蒜（二兩）
右研合傅之日三換以好為度
治多年瘡口不乾冬瓜葉焙研末貼累効
治蜈蚣蛇蜕（一錢燒灰）甘草（半錢為末炙）溫酒調下如
已破用前藥以生油塗
一方皂角燒灰蚌粉二味和勻酒調服仍用
手搽散之

一方收五月五日粽箬燒灰調酒服即散累
有効
又方馬鞭草酒擂炒如椎碎姜一塊帶熱服
一二碗就以滓焓患處
治水衡瘡梔子一箇去穰入白礬一塊於內
火中燒之連殼礬為末塗瘡上仍先用水
洗淨糝藥
治痔瘡爐乾石火煅醋淬為末油調搽加香
茶孩兒泥尤妙
一方生銀杏搥碎搽（亦可治陰虱）
一方黃栢雞子清和炒三五次為末清油調
搽濕則乾糝
又方橄欖一箇全用燒灰油調搽
治一切頭上瘡熟煮雞子黃炒令油出以油
將輕粉和勻傅之

一方平胃散一貼入輕粉清油調傅之

治口瘡甘草白礬等分為末噙化又研吳茱萸醋調塗脚心

又方五倍子為末糝之

又方治三焦有熱口舌生瘡疼痛不可忍者用

右以朴硝五味子滑石黃蘗(蜜炙)白礬(枯)黃丹(炒)寒水石(煅)玄胡索(等分)為末糝瘡上良久立愈

治諸腫毒癰疽已潰令愈未潰令消用

右用草烏一味為細末井花水調塗腫處留瘡頭勿塗破者不可塗瘡口或加芙蓉葉尤妙

治腎風陰囊痒手又白

右用猪尿包火炙令熟空心喫鹽酒嚥又用糯草將皂角在草內燒烟薰之十餘徧即愈喫藥可服清心蓮子飲

治纏蛇丹竈心土乾研清油調塗

一方糯米粉和鹽同嚼唾患處

一方上綉鐵丁磨水搽

又方馬蘭丹草擂醋搽之即痊

蛇頭指痛不可忍臭不可聞

右用蜈蚣一條焙乾為末猪膽汁調搽

又方黑豆生用為末却將黃梔子殼一箇納豆末於內籠縛在指頭上即安

戀眉瘡猪腿筒骨五根或七根生打開取髓入銅銚溶却旋旋隨多少入白膠香末攪勻成膏為則取出於新磚上去大毒一時研末入輕粉隨骨數幾貼油調搽濕則乾糝

治咽喉用川升麻一兩重煎水一碗口含一時許却吞下三服愈

又方用白礬枯訖置地上少時出火毒以口噙化妙

治纏喉風肥皂角一條去子細剉用清水一大盞浸研絞取濃汁入生麻一呷筋攪勻頓服以鵝毛頻攪咽中吐涎為度然後用解散風毒藥治之

又方白藥磨醋噙吐出毒涎妙

治重舌白礬生谷丹飛過五陪子為末用蜜調塗舌上少須用水嗽之再塗以安為度

又方蒲黃少許搽舌上即消

治舌腫硬閉塞悶亂百草霜食鹽等分井花水調塗舌上愈

又治喉閉重舌朴消白礬為末糝入口中

又用好醋磨膽礬噙吐涎妙

治反胃反胃之疾十有九死非藥不効良因輙強以食或飲以羹湯是速其吐令得其説不強以食絶其羹湯先投來復丹暑藥知其非伏暑證遂投養正靈砂之類飢則以飯炒香乾喫之一點湯水亦不與三日後竟不復吐飲食如初治方用

右以甘蔗搗汁七升生姜搗汁一升打和分作三服

一方棗子一箇去核裹全班猫一箇用文武火煨畢去猫用棗空心服之白湯送下

又取驢溺汁每日服一盞妙

治反胃九仙餅

人參二錢　南木香不見火二錢　甘草一錢

南星姜汁洗七次二錢重　半夏姜汁洗七次五錢重

枳殼一兩去穰麩炒　白礬明淨者大枯一兩重

豆豉煅過一兩　厚朴姜汁浸炒乾五錢重

右九味各依等分製過為細末候夜間晴時露過以人參厚朴煎湯糊作餅子小平錢大慢火焙乾每服一餅用姜一大塊切作兩片夾餅子藥用紙裹浸濕慢火熟煨連姜及餅子嚼碎以真料平胃散調湯吞下切忌諸般生冷仍令病者寬心開懷服藥調理方可見効

治反胃久藥不効及小兒吐不止者

右用好硫黃半兩細研入水銀二錢半同研無星每服三錢先取生姜汁酒一盞煎熟調藥空心服調時逐漸著酒緩調令勻服了用被蓋汗出安

治消渴神効散

白芍藥　甘草炙

右等分為粗散每服三錢重水一盞半煎至八分去滓服不拘時日三服疾止則已

治消渴神効圓

蜜陀僧二兩　黃連一兩去鬚

右為細末蒸餅糊為丸梧桐子大濃煎蠶皮鹽湯或酒或茄根湯吞下一日五丸日增五丸至三十丸止不可多渴止勿服昔旅店有客患此病夜求水不得酌釜中湯飲之而愈旦往視之乃繅蠶湯也

又方用雄牛穿鼻木燒灰存性為末酒調服或剉碎煎湯服之數服見効

治小便不通烏桕木皮煎湯調下五苓散立通如無藥處只以桕皮煎湯亦可

又方荊芥九錢大黃一錢煎服妙

治大便不通及老人風虛秘結
右用陳皂角燒灰存性以碗蓋在地下一宿空心酒下立通或以蘿茯子擂冷水下即通
又方大黃九錢重荆芥一錢重空心水煎服即効
又治大小便不通經三五日者用不蛀皂角燒灰以米湯調下五錢即効
治小便出血以車前子根葉多取淨洗取汁頻服可通五淋
治沙石淋痛不可忍
右九肋鼈甲一箇炙酥令脆研為末酒調服一匙以効為度
又方土牛膝淨洗一握水五盞煮至一盞以滓以麝香乳香少許研細調服

又方黑豆一百二十粒粉草豆寸剉新水煎乘熱入滑石末一錢空心服
治血淋多因虛損得之
右用平胃散每服五錢重加龍骨一錢同煎空心服之數服見効
又方白梅燒灰存性為末入麝香少許酒糊丸桐子大熟水呑下五十丸
治白濁小便濁頻甚者
右用陳冬瓜仁炒為末空心米飲調下五錢許多服見効
又方白茯苓四兩猪苓一兩水一碗煮至半去猪苓用茯苓焙乾為末溶蠟丸彈子大每服一丸早辰細嚼用燈心棗子麥門冬煎湯送下或服萆薢分清飲
治久患脾泄生姜四兩黃連一兩二味剉碎

一同慢火炒令姜乾脆深赤色去姜用黃
連為末每服二錢空心茶清調下或服前
黃蠟圓亦効(見癰疽方)
治水腫黑豆煮去皮焙乾為末米飲調服每
服二錢重
推車圓治黃腫水腫
白麪(半斤)　明礬(二兩)　青礬(一兩)
右三味同炒令赤色醋煮米糊為圓棗湯
下三十丸
又黃腫方
三稜(醋煮)　莪朮(醋煮焙乾)　蒼朮(米泔浸炒)
厚朴(姜汁炒)　陳皮(去白各一兩重)　甘草(半兩)
青礬(二兩)
右前六味為末後將青礬同占米粉和研
作糊為丸每服五六十丸米湯吞下忌猪

母雄雞鵝牛羊等肉毒食
秘方治黃腫水腫酒黃積痛並皆治之
青礬(半斤米醋一大盞和勻瓦盛之火上煅自乾為度)
平胃散　烏藥順氣散(各半兩重)
不忌口可加鍋灰
右為末打和煮醋糊丸每服大丸用九圓
十一圓者多至二三十丸空心南酒或姜
鹽湯送下
又秘方無名丸治水腫病心腹堅脹偏身腫
痛咳嗽喘急並治之
赤茯苓　大戟　甘遂(各一兩切忌甘草)
芫花(半兩)　檳榔(半兩)　青皮(半兩)
黑牽牛(半兩)
右總為末薄麪糊為丸如梧子大每服三
十丸隨病虛實加減丸數用之湯使如後

水腫海藻破故紙白朮煎湯下面腫陳皮煎湯下肚腫升麻煎湯下腰腫葶藶子煎湯下四肢腫桑白皮煎湯下脚腫生米一撮將水洗過米次擦洗擂碎用沸湯泡飲送下如苦大便來多不住用冷水浸脚手便住婦人胎前產後切不可服此藥並要五更空心服之如脚膝腫服藥後當闊起兩足而卧令水流至脚間從大小便出則腫自消其日不可他服別藥更忌甘草併斷鹽半年即不發矣此藥不可多服又不可日日服如一次取水不盡當三日一次用藥其除二日可服生料五苓散嘉禾散相和用姜棗煎服以能理脾進食清利水道腫自消矣

治便紅烏梅燒存性不拘多少醋煮米糊為圓湯酒任下

一方黃連栢葉培二味為末空心酒調

一方荊芥穗砂仁為末每服三錢糯米飲調下日進三服

又方五倍子為末鹽梅搗膏丸梧子大每服五十丸酒湯任下

又治瀉血百藥煎不拘多少（半燒灰 半生用）研末軟飯丸每三十丸米飲下

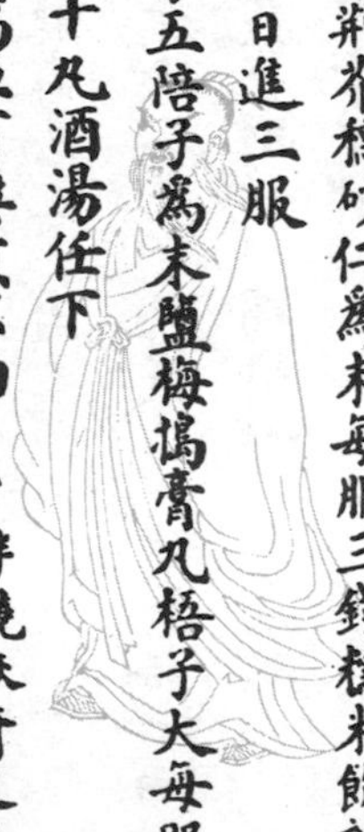

治腸風痔漏等疾白芷一味以米泔浸一宿取出切片用火煅地令熱掃去灰將紙放在地上以白芷鋪上翕乾為末每日酒調下

一方皂角去子及皮蜜炙為末米糊丸米飲吞下

一方蒼耳葉或子培乾為末蜜調服

塗洗藥朴消井花水調洗如要塗用蜜和雞蘇丸并朴消調搽上

一方銅青蜜陀僧各一錢麝少許爲末津液和調搽之

痔瘡突出坐立不便効速如神韭菜淨洗以沸湯煎泡於瓦木器内薰之通手沃洗最佳也

一方西瓜皮煮熟聞香氣以上法薰洗

又法生姜切薄片放在痔上痛甚處以熟艾作炷於姜上炙三壯黄水即出自消若肛門上有兩三箇痔三五日後如前法逐一炙之屢試甚効

治脱肛烏龍尾(即梁上塵)同鼠糞和之燒烟於桶内令坐其上薰之數徧即不脱矣

治咳嗽

人參(去蘆)　防風(去蘆)　半夏(湯泡)

甘草　陳皮(去白炒)　桔梗(去蘆炒)

杏仁(去皮尖)　麻黄(去節)　桑白皮(去粗皮炒)

紫蘇　兜苓(去筋膜炒如無粟殻代去筋膜炒乾)

烏梅(每服半箇)

右等分㕮咀每服三錢重生姜五片煎至七分去滓睡至一更盡通口服或併滓或留滓次夜服量證輕重勞嗽加五味子五心煩熱加地骨皮口乾加人參門冬痰多加南星炮腹脹加枳殻炒胃滿加枳殻肺脹加桑白皮炒大便秘結加大腹皮夜睡多驚加人參遠志(去骨)倒頭不得加苦葶藶喘急腰疼脚膝無力加木瓜烏藥手足麻痺加烏藥防己感冷咳嗽加乾姜肉桂細辛失聲加訶子薄荷發則咳嗽不已别煎

丸寶飲加童便水煎服吐紅加茅花藕節吐咳紅線加蒲黃茅花燒灰入藥咳粉紅者加百合五陪子茅花三件同燒灰存性飲食不進加白芍藥白术姜棗同煎累咳紅者及五心發熱別煎茯苓補心湯加茅花蒲黃煎咽乾口燥加人參乾葛傷寒惡風喘急咳嗽別煎小青龍湯四時感冒金沸草散加桑白皮粟殼感風咳嗽頭疼加川芎白芷姜葱煎傷寒發熱咳嗽去粟殼加柴胡黃芩潮熱咳嗽者參蘇飲徐徐煎服孕婦只服百合散

凡燒灰者只入在盞內傾藥同服服此藥後平老丸米飲空心下

凡咳嗽切　生冷醎酸燒煎炙炮油膩酒麪羊肉子鴨魚腥豆腐房事

人參交龍散治諸嗽不愈者

人參　阿膠炒　款冬花

粟殼炒

右等分每服二錢烏梅一箇煎半夜服

二母散治喘急倒頭不得痰涎湧盛

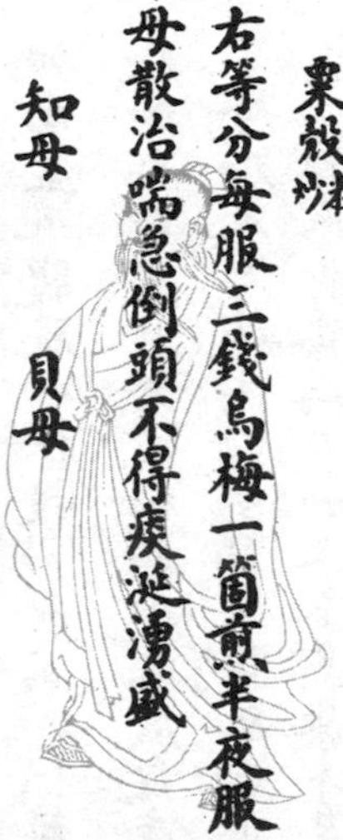

知母　貝母

右二味為末臨睡白湯溫調服如喘急加苦葶藶末久嗽不止加兜苓末如無以粟殼代去筋膜不製

黑龍丸化痰治嗽不問老少遠年近日諸般咳嗽

明礬枯　池礬枯各一兩　南星炮二錢

百藥煎二錢　五倍子一錢米泔浸一宿

猪牙皂一錢去皮弦　烏梅肉二錢炒乾　半夏炮二錢

右為末麪糊丸梧子大每服三十丸冷嗽

淡姜湯臨睡下熱嗽茶清睡時下

化痰圓

明礬枯一錢　南星半生半熟　半夏泡

右為末姜汁煮糊丸小梧子大每二三十
丸食後姜湯下

藁本一捻金

知母一兩　貝母一兩　巴豆一十粒去油

右研細和煎藥令勻每服一字用姜三片
兩面蘸藥卧床上細嚼咽下便睡即定次
日必利小兒止用一半

治失聲

皂角一挺去皮子　蘿蔔箇切作片

右水一碗同煎至半碗以下服之不過三
服能語聲出

治鼻衄蘿蔔自然汁半盞酒半盞和勻湯內

溫過服効

又方婦人髮燒灰香附子末搐勻同點湯服

一方梔子不拘多少燒存性為末搐入鼻中
立安

又方鬱金末白茅花煎湯調服又車輪上垢
膩丸成塞孔中妙

如神丹治頭風頭疼不可忍

光明硫黃一兩　硝石一兩

右同研細水圓如指頭大空心茶嚼下

又方三靈散治八般頭風草烏細辛等分黃
丹少許為極細末搐入鼻中

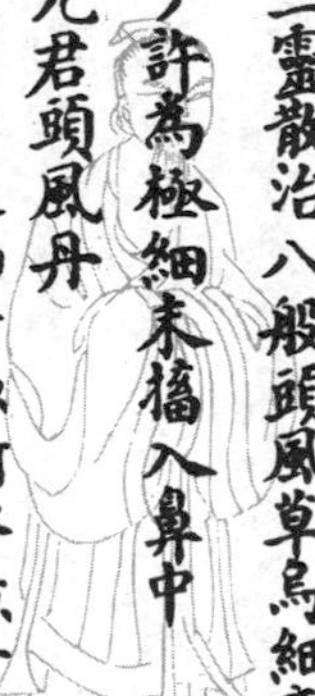

紫虛元君頭風丹

大川烏透兩者以河水煮一沸去水於淨處再煮凡七次吹咀次以鹽炒黃色為度　遼細辛四兩重去蘆土酒浸　麝香少許

高細茶芽半斤

右爲末每服三錢食後臨卧茶清調下少
時更以熱湯催汗出或鼻出涕爲度
治心脾氣痛桂心爲末白湯點服酒調亦可
一方晩蠶沙不以多少用滾湯泡濾過取清
水服之立止
又方玄胡索胡椒末酒調服
神應散治小腸氣痛
玄胡索　胡椒
右爲末每服二錢酒水各半盞煎服
小腸膀胱膧脹香附子末海藻煎湯調下
又方四聖散治疝氣外腎膧脹
茴香炒　川山甲炒　全蝎炒
南木香
右等分爲末酒調二錢一服痛住甚妙
又方燈籠草連梗葉搗一握許入罎内又入

槌碎生姜一塊大及生酒同煎空心熱服
又方五苓散去肉桂加黑牽牛桔梗車錢子
名蟠葱散數服妙
又方食茴香乳香末猪苓桔梗木通甘草等
分加燈心一握淡竹葉勻煎多服取效
治偏墜疝氣方先服復元通氣次五苓散各
三錢去桂加黑牽牛吳茱萸湯泡等分如脹
加陳枳殼麩炒略痛甚加八角茴香煎服
治紫癜風硫黄煮一日醋一兩海螵蛸三箇同研爲末
浴後以生姜蘸藥熟擦患處須謹風少時
數度斷根
又方知母磨醋擦
吐血咯血側柏葉瓦上焙乾爲末米飲調下
三錢三五服效
一方蓮葉焙乾爲末米飲調下二錢許

又方服自通新熱小便
又方鍋底墨煅過研細井花水調下
骨鯁乳香二錢研細水調呑數口
一方沙糖嚼化細細咽之其鯁自下又苧根（即緝布者）同所鯁骨之肉煎湯下又宿砂仁甘草乾嚼咽下又朴硝咽之若治魚骨以魚骨置頭頂心即下
又方不問雞魚骨鯁朴硝研細對入雞蘇丸如彈子大仰卧嚼化三五圓自然化去
誤呑針磁石一塊呵之即出又多食豬羊肥肉自瀉出
小兒誤呑錢用炭燒紅急搗爲末煎湯呷之立効
誤呑鐵石骨刺不下危急者用羊不留行黃柏（去粗皮）等分爲末浸蒸餅丸如彈子大青黛爲衣以線穿掛當風處每服一丸冷水化開灌下
毒蛇傷急飲好醋一二碗令毒氣不隨血走或飲清油一二盞亦可然後用藥或用頭繩扎定傷處兩頭次用白芷爲末白水調下半兩許服之須刻咬處黃水出盡腫消皮合
一方雄黃爲末塗之又用水調服亦可
又方白礬雄黃黃蠟等分爲末戍丸如指頭大每遇着傷處於香匙上溶熱滴於瘡上或以竹管挼上滴入則毒不散尤妙
治百蟲入耳搗韭菜汁和醋灌耳中又以火熨桃葉塞耳立出又清油灌耳中即出又剖雄雞冠血滴入耳
耳中血出龍骨末吹入耳中或白礬枯爲末

入麝吹之即止

耳中常潤濕及出膿或黃水者

黃丹炒一錢　赤芍藥二錢半　淩消花二錢半

右總為末吹入耳中如不退加白礬枯一錢

臙脂一字　五陪子二錢半焙　全蝎

右為末同吹入即乾

耳聾久不聞聲

緊磁石一豆大　麝香一字　駝鵝油竹筒收

右用新綿裹了塞於所患耳內口中啣少生鐵覺耳內風雨聲即愈須作三五次方可

惡蟲叮咬大紙撚一箇麻油點燈照熏傷處其毒盡入油烟內

誤吞馬蝗蜞致腹痛者用田泥為丸以水吞下其蟲必隨土瀉出也

蜘蛛瘡用羊乳敷其上或用清油搽之即安

顛狗咬韭菜根搗汁多服又桃白皮煎服或炙傷處三五壯又真膽礬為末貼瘡上立愈

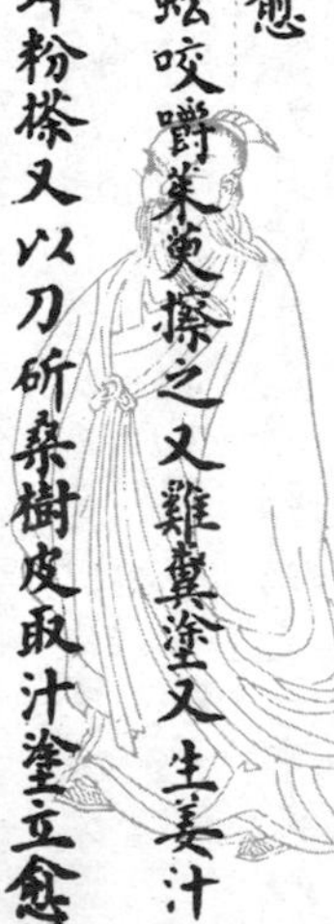

蜈蚣咬嚼茱萸擦之又雞糞塗又生薑汁調蚌粉搽又以刀斫桑樹皮取汁塗立愈好又疼痛不可忍用艾火灸傷處三五壯又以清油燈草點燈以燈烟熏之亦止不問其他毒蟲傷亦可用此熏極驗

黃蜂螫以熱酒洗之立効或用清油搽上

虎傷先喫清油一碗次用油洗瘡口又以乾葛煎水洗又沙糖水調塗仍服沙糖水一兩碗

蛇傷服藥

細辛五錢　白芷五錢　雄黃二錢半

右爲末入麝香少許每服二錢温酒調下
又方貝母爲末酒調冷服能飲者盡量飲之須久酒因傷處爲流清水候出水盡却以藥滓敷瘡上即愈矣
湯火傷水磨炭末塗或磨土朱塗或用真桐油塗又用栢葉搗爛敷痛處黄蜀葵花葉搗敷
凡湯火傷急向火炙雖痛强忍一食頃即不痛又不可以冷水冷物搨之熱氣不出必爛人肉切宜保之
刀斧傷損血不止痛難忍者用葱白鍋内炒熱搗爛乘熱縛定痛與血隨止葱冷再換盦痛處葱葉杵碎炒熱盦又用多年石灰研細加大黄爲末等分炒粉紅色爲度傅傷處

又方鍋底墨煅研傅之又白芨石膏炒同爲末糁瘡上亦可收口
又方無名異末搽
治閃拗手足疼痛生姜爛搗和麪炒熱盦之加葱白妙
物入眼中不出清水磨好墨點眼角即出
耳出膿水生白礬末吹入耳中日三次立効
針鐵竹木刺入肉不出者乾烏羊屎十數粒爲末水調厚敷其上痛即住刺自出
一方嚼栗子黄傅之
一方竹木刺入肉黑豆研爛水調塗之
又方蓖麻子仁爛研先以絹帛襯傷處然後傅藥時時看之若見刺出即放之恐藥緊努出好肉或加白梅肉同研傅妙
冬月手足皸裂白芨末水調塞之忌三五日

不犯水

治寒足跟凍爛五月五日午時用姜葱艾揞

一時許更不再發矣

治牙痛青蒿一握水一碗煎至半碗待温漱

之疼即止

一方良姜草烏二件為末揞齒有涎即吐不

可吞吐涎畢以鹽湯漱口

又方蟲牙風牙喫藥有陰陽虛實服之

春正氣散　夏敗毒散加大黄枳殼　秋冬

五積散消風散

去蟲積檳榔一味為末蜜水調下令患者先

日少喫飯臨晚亦勿食次早五更服之

穿掌毒新桑葉研爛包盒上即愈

仙傳外科祕方卷之十

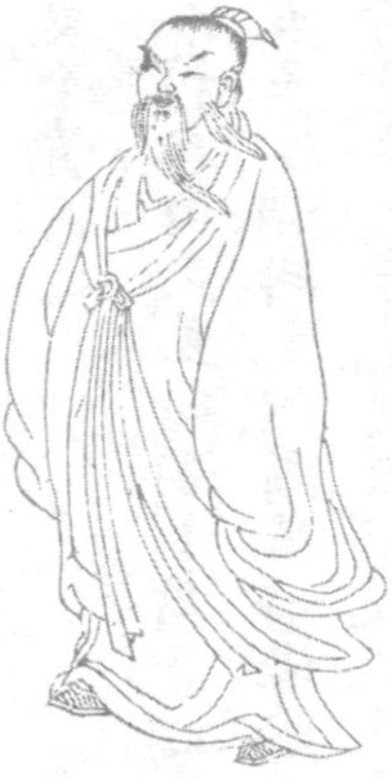

仙傳外科祕方卷之十一

浚儀原陽子趙宜真集

治諸雜證品

小兒五心煩熱渴欲飲水者煮黑豆與食之安

小兒慢驚昏沉時或搐掣烏藥磨水暖熱與服

小兒急慢驚風震靈丹二十粒來復丹十粒白圓子十粒三味研勻糯米糊丸如菉豆大大者五丸小者三丸慢驚用北棗陳皮煎湯吞下急驚用生姜自然汁百沸湯下

小兒十種丹瘤許學士云此十種丹毒如三日不治攻入腸胃則不可治也宜逐一子細辯認依此方治之萬不失一

一飛竈丹從頂頭起腫光用葱白研取自然汁塗

二吉竈丹從頭上紅腫痛用赤小豆末雞子清調搽

三鬼火丹從面起赤腫用竈心土雞子清調塗

四天火丹從背起赤點用桑白皮末羊脂調塗

五天竈丹從兩臂赤腫黃色用柳木燒灰水調搽

六水丹從兩脇虛腫用生鐵屑末猪真調搽

七胡次丹從臍上起黃腫用檳榔為末米醋調
八野火丹從兩脚赤腫用乳香末羊脂調塗
九烟火丹從兩脚有赤白點用猪槽下土麻油調搽
十胡漏丹從陰上起黃腫用屋漏處土羊脂調搽

小兒頭瘡胎毒諸風熱惡瘡痘瘡用

黃柏　黃連　白芷　五倍子

右四味等分研細末用井花水調稀稠得所塗開在碗內覆架兩磚上中空處灼艾烟熏蒸以黑乾為度仍取下前藥再研作末清油調塗如有蟲則用煎油調搽

又方五倍子白芷等分為末有膿水乾滲其上其膿水即收如乾痂以清油調塗

小兒痘眼以谷精草為末以白柿或猪肝或餳糖點喫

生犀復明散治諸般眼疾

赤芍藥二兩　黃芩一兩　木通二兩
桑白皮二兩　龍膽草二兩　防風二兩
羌活二兩　當歸尾二兩　大黃八錢
枳殼去穰六錢

右㕮咀每服五錢水一盞半新取桑白皮少許同煎至八分食後服如目赤障厚者加生蚌粉痛腫者加生地黃効

點眼藥宣黃連洗淨剉碎不拘多少以瓦器水煎至半濾去滓用瓦盞盛在湯瓶上蒸之至汁少却入腦子少許用淨器或角筒收貯點眼內或點爛眩亦妙無藥時須用蜜絹綿子濾過毋令塵屑在內

治暴赤爛眩眼

黃連五錢　當歸尾三錢　朴消三錢
板杏二錢　黃柏二錢　川續斷一錢

右剉碎以盞子盛在湯瓶上濃蒸乘熱蘸汁點入眼內

又法治赤眼及昏痛緊閉眼勿開盛熱湯一器以手掬沃之湯冷即止日頻沃即安妙處在閉眼

點障翳諸眼朴消十兩明淨者湯泡以筲箕盛好紙濾過將瓦碗盛以炭火熬乾置地上一宿用黃丹二兩飛過麝香半錢重同研極細絹羅過加腦子再研點眼內

薰暴赤眼用瓦甑子煎薄荷荊芥防風湯乘熱氣薰之仍以手沃洗

換骨丹治風濕腰腳諸疾草烏六兩重略去皮尖研為末用生豆腐二兩搗和成餅子沸湯煮令浮再沸取出煮時最要斟酌盞煮過則藥力輕煮不及則藥力又過重也

又用米泔浸過蒼朮三兩焙乾天麻一兩明淨者全蝎半兩洗去土微炒與草烏餅子同研為末和米糊為丸如梧桐子大至晚勿食臨臥以朮瓜嚼溫酒下二十丸中夜藥透徧身及腳上覺麻痹即其効也

舒筋散治血脈凝滯筋絡拘攣肢節疼痛行步艱難活血化氣第一品也

玄胡索　當歸　官桂

右等分為末每服二錢空心溫酒調服

活絡丹治腰腳諸疾

胡蘆巴四兩重二兩用海金沙四兩同炒令二兩用巴豆四兩炒令赤色海金沙者即俗名竹園荽八九月內多採下用紙糊圈箕日下晒至乾却以竹子敲下去葉取子用青者思儉巴豆去殼取完者用　蒼耳草四兩培乾俗名野茄叢本草名枲耳　左纏藤四兩連葉培乾用

右三味為末以好生酒煮麪糊為丸如梧

桐子大用生酒吞下三四十丸病在腰半
飢服病在膝脚空心服
治諸瘡膏藥方清油一斤將頭髮二兩煎至
鎔却隨意入甘草節當歸尾黃連巴豆草
麻子黃瓜蔞木鼈子各半兩煎二沸去滓
却入水粉五兩又煎至沸入黃丹七兩又
煎至沸入乳香末一兩用桃柳枝不住手
攪挑入水中滴成珠不粘手則膏成矣
又方麻油五兩重巴豆二十八粒柳條二十
八寸以火煎候巴豆黑色濾去滓以谷丹
二兩重逐漸放入用柳枝不住手攪滴水
中不散成膏不粘手住火却將乳香末一
錢和勻瓦器盛之候冷攤用
神授香蘇散治四時瘟疫方註云昔城中大
疫有白髮老人教一富人家合施城中病
者皆愈其後疫鬼問其富人家富人遂以
實告鬼相顧曰此老教三人矣遂稽顙而
退　凡服此藥戒食葷腥酒肉無不應効
又前元時江西吉安太和縣瘟疫大作有
醫者視病中夜而回忽遇神人騎馬導從
而來醫知非人忙拜伏於地神至叱曰汝
何人也答曰某醫人也神曰汝今醫病用
何藥答云隨病冷熱輕重用藥治之神曰
不然只一類用香蘇散好醫者歸明日遂
如其言試之皆效醫道大行因獲福利終
身敬祀其神併記于此
香附子炒去毛　紫蘇葉各四兩　陳皮一兩
甘草炙一兩
右剉為粗末每服三盞水一盞煎至七分
去滓熱服不拘時日三服

仙方三補丸大補諸虛百損不問老少有疾
皆効
破故紙二兩隔紙炒令香熟 白茯苓一兩去皮
沒藥一兩用無灰酒浸
右候酒浸沒藥如餳糖樣用前藥二味為
末藥酒糊為丸如梧桐子大每服二三十
丸空心熟水下 仙方云昔有人服此藥
者至老顏容不衰蓋破故紙補腎茯苓養
心沒藥養血三者既壯自然身安
酒疸脾黃木別子磨醋服之一二盞必利見
功
盜汗不止五倍子末以唾調塡滿臍中以帕
縛定一宿即止
治陰汗綿黃芪淨洗橫切細入銚中滴酒炒
乾脆為末以猪心煮熟點喫之妙

又方蛇床子石菖蒲等分為末一日三兩次
塗搽
治痤痱切斷黃瓜搽痱子上安或以棗葉煎
湯浴之
又方玉英粉 真蚌粉四兩 滑石一兩
菉豆粉二兩 為末乾搽
治呴嗄萆麻子隨多少去粗殼炒熟喫甜者
苦者吐出多喫見効
治舌忽脹出口外是蜈蚣毒用雄雞冠割血
瓦盞盛浸舌就嚥下即縮
治人恍惚見鬼發狂平胃散加辰砂末棗湯
調服
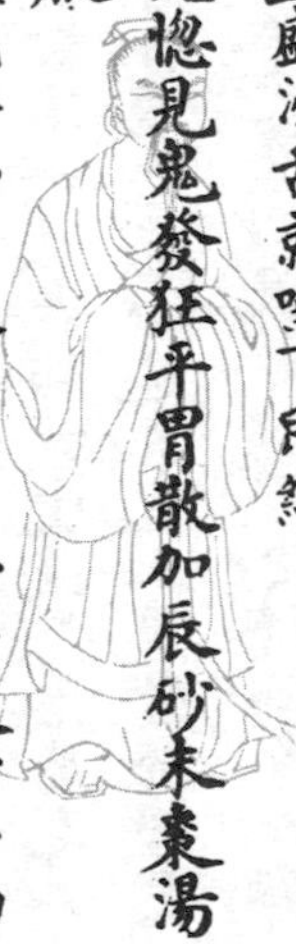
治猪寒風證如聖散不問男女年久者皆効
威靈仙 防風 荊芥 防己
麻黃 杏仁 細辛 川芎

白芷各等分
右㕮咀姜三片用好酒煎熱服待發時服
後用黃荊柴大者以火炙取兩頭汗水調
臘酒吞下金箔鎮心丸忌發風諸毒食

治大風

脩然子大風論

夫大風者所犯異證多端或因嗜欲無度
勞傷血氣或蓄太怒憂愁驚恐抑鬱不伸
或體虛膚空或酌酒當風或熱解脫汗出
入水或浴後迎風或醉卧露地或手足破
傷引入風毒或卒風暴雨寒水濕障侵入
肌膚當時感受以至大風之患病因以流
注經絡傳於臟腑發於四肢內外薰蒸而
成泡癬夫病之源有三證五死一種者水
風二種者傳變三種者自不調攝五死者
一曰皮死麻木不仁二曰肉死割切不痛
三曰血死潰爛成膿四曰筋死手足脫落
五曰骨死鼻梁崩塌眼斷唇番以至聲啞
不能救治一風者肺經受證先落眉毛二
風者肝經受證面起紫泡三風者腎經受
證脚底先穿四風者脾經受證徧身如癬
五風者心經受證先損其目或有墳墓居
址祖宗父母夫妻家人等遞相傳者或在
外不謹糞坑房室床舖衣被橋上樹下歇
息去處命值妄死凶星遭此惡疾纏汙其
間形狀所以不同痛苦難忍欲求治之不
可得濟或一年半載而死者有之大凡感
此疾者宜早救療則易痊可當詳審區別
治療或差則毫釐千里矣奈明醫達士且
畏其鄙猥多不留心一等無學之人亂傳

手法縱意刀針放血燒砒艾薰取涎諸毒草藥用油浸身從其醫者百無一効亦或有少減久而再發若不遇良方妙藥以至病死欲求醫治不別居靜室斷酒戒色滌慮洗心皈告神醫真誠懺悔仍忌發風動氣葷腥鹽醬生冷之物勿食切須耐性寬心然後可服衆藥隨意加減修製圓散依法服之治無不瘥先用瀉惡血圓藥服餌如膿潰爛洗湯薰洗旬日之內皆是好肉舊有瘡疾漸消不發耳鼻通氣皮膚覺快眉鬚再生顏色悅澤安和五臟其功効豈能盡舉乎方具如後

消風散第一日服

香白芷一兩　全蝎一兩去尖　人參一兩

右爲末每服二錢重午間止喫粥忌生姜胡椒一切性熱之物晚間不喫夜飯次日空心温酒調下早飯放遲喫身上微燥爲妙

追風散瀉血藥第二日服

大黃六兩　川蟬肚即鬱金一兩八錢重用小者妙

皂角刺一兩

右爲末初服六錢或七錢或五錢重入大楓油二錢半重淨朴硝少許用好煮酒一碗調化不可熱微温服晚粥不食直待戌時放温水一碗于卓上盆内更以糖煎或蜜煎少許安放盤中不得令患者先見藥服藥了放碗即用水盥嗽畢以蜜煎過口切不可卧令人伴坐良久肚腹大痛最妙瀉十數次不妨過畢用薄粥補之此過藥大凡老弱不可治矣五十以下可治精壯

者十日內三服謂如正月初一日服消風散初二日服追風散初三日服磨風丸初四日又服清風散初五日又服追風散初六日又服磨風丸瘦弱者十日內一服稍痊如壯健人十日內一服服到兩月後二十日一服切須記其日數

磨風圓 第三日服 日進二服

川當歸　羌活　獨活
川芎小者　明天麻　細辛
防風　荊芥　葳靈仙
麻黃去節　何首烏　石京子
牛蒡子　蝦蟆葉　蒼耳草
皺面草即地松

右十六味各一兩重晒乾為末不可見大好酒煮米糊為丸如梧桐子大每服三十丸食前食後皆可日二服

洗藥地骨皮　荊芥　苦參　細辛各三兩重

右剉碎和勻每次用二兩以河水煎薰洗徧身出血為効如洗必用大浴桶或缸內要湯寬浸通身良久妙

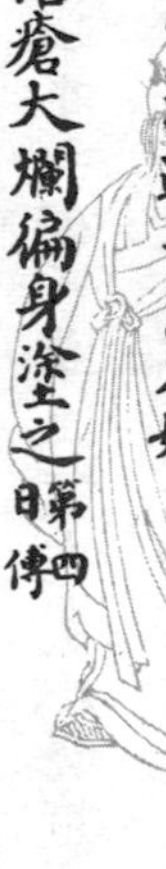

敷藥治瘡大爛徧身塗之 第四日傳

黑狗脊即杜仲二兩重　硫黃六錢　白礬枯二兩重
蛇床子四兩　寒水石二兩　朴消少許付入

右為細末用臘猪油或香油調傳妙如瘡未爛不必傳洗

增添別本治一切風疾肌肉頑麻皮膚瘙癢徧身疥癩風癬諸般瘡疾癮疹面上遊風或如蟲行紫白癜風或腎臟風攻注腿脚生瘡並皆治之

光烏二兩　當歸一兩　何首烏三兩

白芷二兩　苦參二兩　威靈仙去蘆頭二兩
蔓京子一兩半　獨活一兩　芎藭一兩
防風二兩　荊芥穗二兩　羌活一兩
赤芍藥一兩　白蒺藜去刺炒一兩　地龍去土三兩
白附子一兩　山梔子一兩　烏蛇一條用好酒浸煮乾去骨取肉晒乾或焙
右前件俱為末卻入後二味
胡麻炒二兩　大風子去殼三兩
二味一處為末同前和勻以酒煮米糊為
丸如梧桐子大每服三四十丸茶酒任下
又方威靈仙　何首烏　地松
防風　蔓京子　荊芥
蝦蟆草　細辛　牛蒡子
猪牙皂　當歸　蒼耳草
天麻　甘草炙　羌活

獨活　麻黃去節　澤蘭
川芎　苦參
右等分為末同煎糊為丸梧子大每服四
五十丸茶酒任下
又生眉毛藥皂角刺焙乾鹿角燒灰存性各等分為
細末生姜汁調塗眉上一日一次則眉毛
自然生矣
灸法斷根於脚尖拇指筋骨縫間手指節約
半寸長各灸三壯以出毒氣

附錄

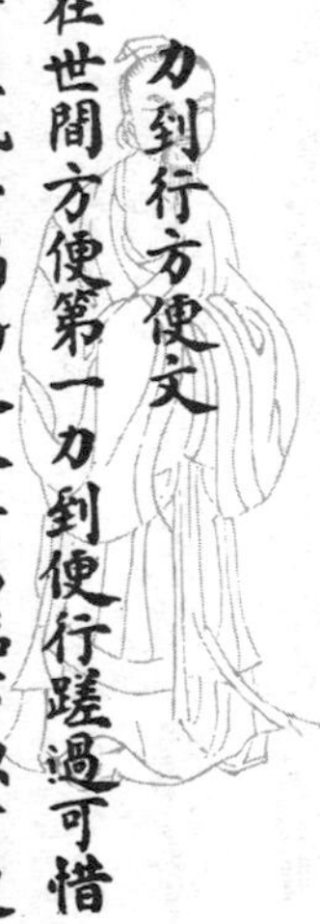

力到行方便文

人在世間方便第一力到便行蹉過可惜
富貴權勢者禍福及人甚易臨事以方便
為心寬一分則人受一分之賜更力行好
事種種方便毋閒人物雖聖賢兼善天下

之心功德莫大

一平糶米是第一大方便漢祖天師教人立功以出來救人為第一如有財者於收成之日能廣行收糴或有田地自能收積遇缺乏時只依原價出糶在己無損在人極利昔日成都黃承事行之蒙紫府真君張尚書尊禮身登仙籍累世富貴次則量減時價均糶尤佳

一濟人疾病大是方便若能精虔修合許真君如意丹施人可濟萬病治疫尤速次則諸般可施之藥皆好又能印施良方亦佳

一夏月施湯水冬月施老病衣服存恤鰥寡孤獨收養遺棄孩兒死而無棺者施之木急難困乏者隨宜救濟

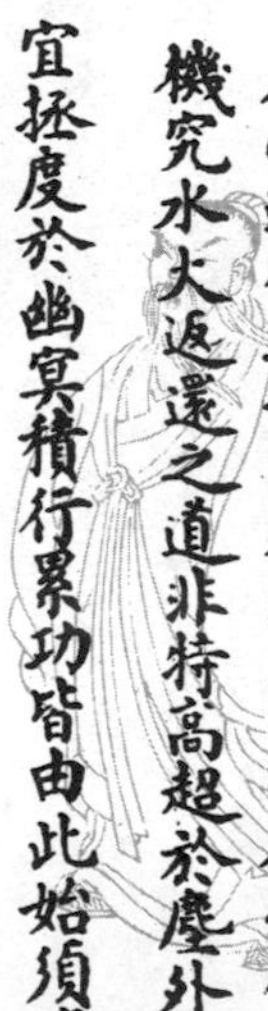

一濟度幽冥費小功大葛仙公以此登真薩真人由茲證品歷代仙師無不留意果能常行祭鍊福及幽冥如或艱飡施食惠心亦不小達人正士博參窮求悟性命幻化之機究水火返還之道非特高超於塵外亦宜拯度於幽冥積行累功皆由此始須資師授道不負人

一物命痛苦與人本同苟可不殺便宜止免昆蟲鳥獸一視同仁教典持齋及放生三官考較三元齋皆為不殺物命

一修橋補路開井通渠興利除害勸善解惑息爭止鬬皆方便也如前方便事富貴者行之及人既廣受報必豐福壽增崇家有餘慶學道者行之方為功行兩全自然遇師得度威道有緣力薄者行之尤為難事

昔養素真人有言曰古之為功行者能賑天下之廢民富者易為功貧者難為功居難為効之地則功行什百於富貴者矣

傷寒熱病新瘥保命鑑

寧川存養道人述

疫癘同忌黃帝內經曰傷寒熱病已愈時有所遺者何也岐伯曰食肉則復多食則遺遺者熱甚而強食之熱有所藏因其穀氣相搏兩熱相合故有所遺名曰食復王啓玄謂熱氣未盡如遺加諸身也復者復其再病也

熱病新瘥血氣未平復餘熱未除早作勞動病名曰勞復○張長沙論傷寒陰陽易成無已註男子病新瘥未平復婦人與之交病名曰陽易婦人病新瘥未平復男子與之交病名曰陰易以陰陽相感動餘毒相染著如換易也色復者言其自動淫欲也又謂之女勞復以其內絕真氣外動邪熱真虛邪盛故不可治也昔顧子獻病瘥不以華敷之胗為信臨死致有出舌數寸之驗可不鑑哉

勞復外傷

梳頭太早必發頭風○洗面太早頭潮熱○濯足太早則足痺○洗浴太早發熱昏悶○躁怒成痞疾○遠行則脚弱緩風○舉動則成偏枯○慮動則成氣消○不得早起不得勞心費力反此則復

食復內傷

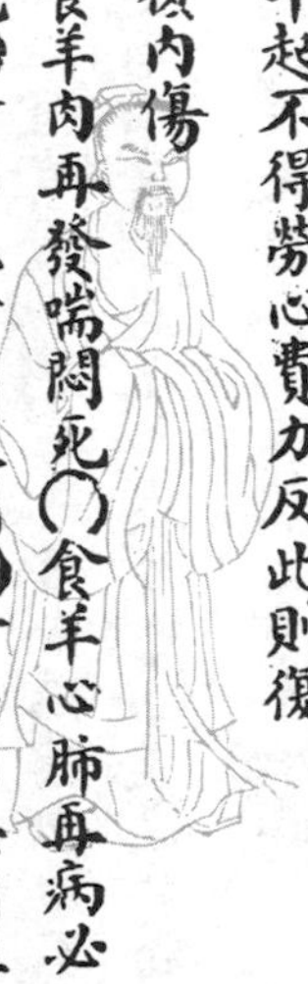

食羊肉再發喘悶死○食羊心肺再病必死○食羊血肝病大瀉○食牛肉患痢難瘥○食羊猪腸成痼疾○食馬肉殺人○食禽肉太早殺人○食牛肝瀉血不止○

食犬肉發黃必死○食燒肉成消渴○食諸骨汁發熱成骨蒸○食兔肉令人心病○食黃牛肉結癥不化○食雞肉成蟲癥○食鯉魚再病○食鱔魚發吐痢○食魚鮓必發黃○食鵝肉則霍亂○食蚶子必死○食濕麪發潮熱○食黃瓜稍瓜再病必死○食茄成瘧疾○食白扁豆滯胃中寒氣○食葵菜令人喪明○食諸生菜心病致死令人顏色不復○飲酒太早發狂悶○飲白酒令人浮腫○時行瘟疫新汗解飲冷水損心包令人虛不復

孫真人方論凡熱病新瘥及大病後食猪肉羊血肥魚油膩等必大下利醫所不治必死若食餅餌粢黍鱠炙飴餔(蟹也)脯脩棗栗諸果等(桃杏李梅之屬)及堅實難消之物以胃氣尚虛弱不能消化必藥下之大利難禁不下必死下之復危皆難救也○病瘥後未滿百日氣力未平復犯房室者死壯實者忌六十日○病瘥後但宜食糜(爛也)粥寧少食令饑慎勿飽不得他有所食雖思之勿與可也○瘥後口渴宜服天水散西瓜水梨可止渴退餘熱

余從醫四十餘年閱人多矣凡治一熱病瘥後必書此條章禁法與之庶無復也今見世俗愚下之人恃以素禀強實或受恙輕微雖犯之幸而無復執以為常而惑於衆人抑不知禀氣有盛衰受病有微甚一槩妄議往往坐致而死者不可勝計及有毋愛其子妻愛其夫見其索食而闇與之蓋不以生死性命為重惟以利口實而返加害也噫當與識者道難與俗人言故君

子不可不慎也余撮取聖賢羣書撰成條
章禁法目之曰保命鑑

小兒痘疹十惡(蠶月家亦當忌之)

腋下狐臭氣　溝渠濁惡氣　房中淫泆
氣(新房事也)　婦人經候氣并諸般血腥臭氣
酒醉葷腥氣(聞酒醉氣痘毒入內兒飲酒痘毒發出)　硫黃蚊
藥氣(并毒藥之氣赤目痘者觸之疼痛難靨)　麝香臊穢氣(聞麝痘毒入內)
疫汗蒸濕氣(左右前後常令有胡荽解汗氣)　悮燒頭髮
氣并魚骨諸臭氣及柴烟入口鼻　葱蒜
韮薤氣(煤油)膩

已上禁法出全嬰集皆不可犯否則有變
動余親歷故也或曰田舍小兒任之自然
犯之者略無變動蓋貴賤有異禀受不同
也

胡荽酒治小兒痘瘡欲令透出用胡荽三兩
細切以酒二大盞煎令沸沃胡荽即用物
合定不令泄氣候冷去滓從項背胸腹兩
足微噀令徧頭面勿噀滓用袋盛掛帳中
餘藥乳母服之

史記曰病有六不治　驕恣不論於理一不
治　輕命重財二不治　衣食不能適三
不治　陰陽并臟氣不足四不治　形羸
不能服藥五不治　信巫不信醫六不治

劉河間乳子詩

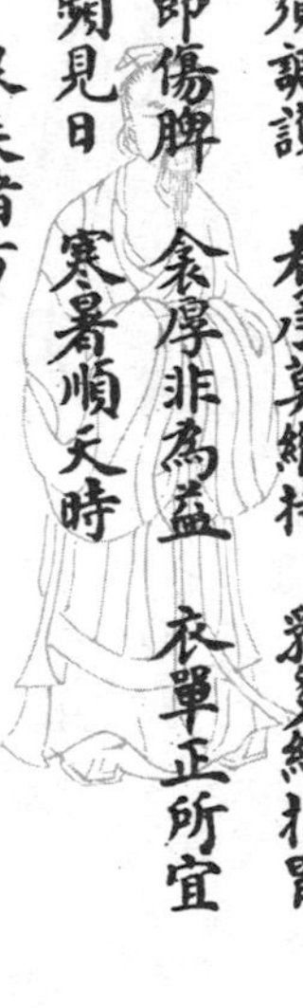

養小須調護　看承莫縱持　乳多終損胃
食壅即傷脾　衾厚非為益　衣單正所宜
無風頻見日　寒暑順天時

眼疾諸方

發散虛實通用如解毒加桑樹皮

升麻(二兩)　赤芍藥(三兩)　川芎(二兩)

柴胡三兩去蘆　乾葛三兩　玄參一兩去蘆
府芎一兩　黄芩半兩　荆芥半兩
甘草一兩　白朮半兩　山梔子半兩
赤苓一兩　草決明少　白水煎服

羌活散治熱
防風二兩　羌活一兩　赤芍三兩
白芷一兩　川芎二兩　柴胡一兩
木澤半兩　防己半兩　粉草一兩
荆芥一兩　白茯苓二兩　菊花一兩
細辛半兩去葉　白朮一兩

瀉藥赤芍　黄芩　枳殼　荆芥
右等分煎熟泡大黄朴消五更雞鳴時服
之一切積熱腫痛者用此

當歸散老少虛實者通用
當歸二兩酒浸洗　川芎二兩　赤芍三兩

熟地黄一兩酒洗　荆芥半兩　粉草半兩
防風一兩　白芷一兩　白水煎服

蒺藜丸退諸障膜
石決明　川芎　白芷
防風　木賊　石膏
覆盆子　楮實子去殼用米　蟬蛻
蔓荆子　青相子　車前子
細辛　菊花　旋伏花
密蒙花　草龍膽

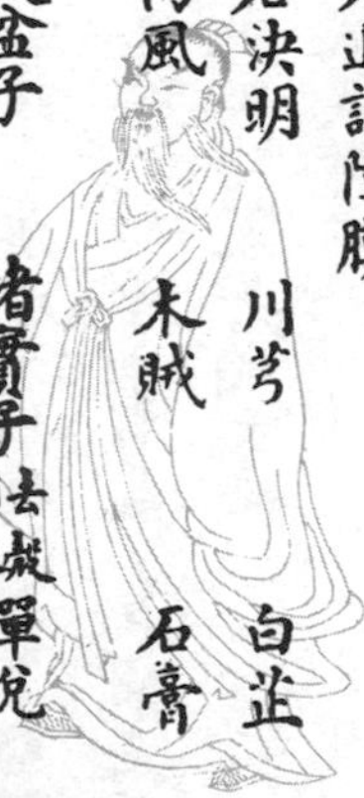

右等分鍊蜜為丸諸虛鹽湯下實茅根煎
湯下缺珠猪肝煎湯下垂簾障每服二十
四物湯下如重甚加白柿桑白皮茆根煎
煎湯下

神應回光散治障翳赤眼努肉板睛
木賊　白芷　甘草

青相子　楮實子　草決明
羌活　石決明　川烏泡
白蒺藜　蟬蛻
右爲末一錢食後茶湯調下酒亦可

還睛丸

白蒺藜　木澤　葳靈仙
蟬蛻　菊花　石決明
草決明　川芎　羌活
青相子　密蒙花　楮實子
右等分鍊蜜爲丸

眼暈不明四物湯加生麻油　薄荷　荊芥
連翹
右水煎食後服

打傷血腫睛胞
大黃　姜黃　黃連　黃柏

當歸　白芨　白斂　五倍子
京芥　朴硝　薄荷
右爲末生地黃汁調用紙盛藥貼患處

打傷眼血侵睛　桃枝　柳枝　生地黃
右用猪肉同藥搥爛貼眼眩上

治心間積熱眼有赤筋下灌瞳人
右用玄參不拘多少爲末以米泔煮猪肝
點藥末細嚼用汁嚥吟下

治眼出冷淚補肝四物湯加木澤防風虛則
用此實則用　木澤　蒼朮　白蒺藜
防風　羌活　川芎　甘草
右爲末米泔水調下

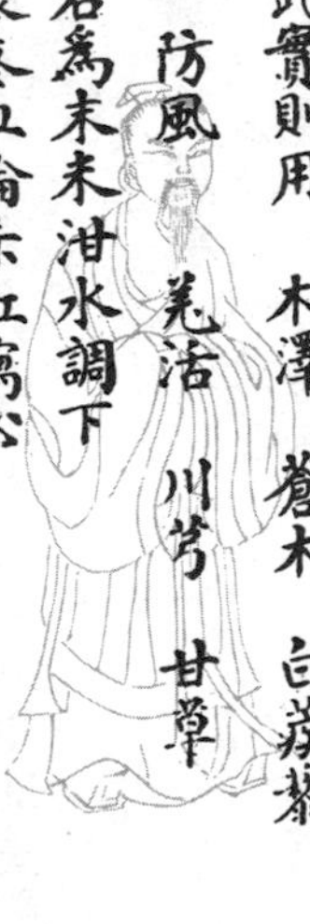

治眼疼血輪赤紅瀉心
龍膽草　細辛　山梔子　大黃
甘草　烏豆　水煎服

治赤侵白處瀉肝飲子
杏仁去皮　扁蓄　桑白皮　熟服
清腎散治腎藏風上攻注眼目
白蒺藜　防風　羌活　帛黃蓍
右為末溫酒調下
治眼血輪水輪皆赤補腎地黃丸赤鹽丸茴
香丸右三件打和二十丸鹽湯或鹽酒下
地黃丸生地黃培黃芩草決明炒鍊蜜丸
治淚眼消風散黑神散打和茶清調下
點爛弦風爐甘石不拘多少煅紅童子便淬
七次乳爛用水飛過去土石以黃連當歸
芍藥京芥防風薄荷細辛煎濃汁用五倍
子內虫同汁點滴于乳鉢內細乳汁乾為
度再滴再乳至細以磁研收貯臨期以熱
茶洗眼然後點上立効

點眼藥赤芍蒲黃與鬱金芙蓉研末伴勻勻
珠缺土螺繫姜汁若久常痛只茶清痛甚
加白芷南星無名異白元愁久不開者加
生川烏
磨翳障老虛用
蟬蛻　川芎二錢　羚羊角半兩
白蒺藜去刺炒二錢　甘草炒半錢　當歸二錢
熟地黃半錢　木賊去節一錢　夏枯草半錢
石決明大煅二錢　石膏大煅一錢　玄參半錢
青相子一錢
右為末鍊蜜為丸彈子大每服一丸食後
蔥茶嚼下
防風散治風毒攻眼瞼落腫痛
防風　甘菊花　黃連　草決明
黃芩　甘草　大黃　赤芍藥

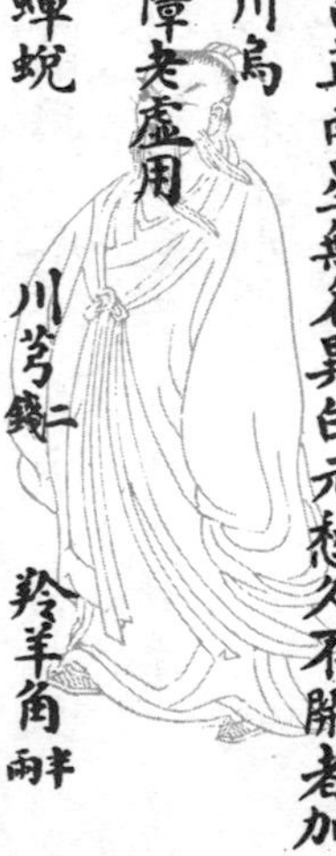

木通　右㕮咀水一盞煎服

茯苓散治老人赤眼不退

茯苓一兩　人參一兩　赤芍藥一兩　山梔子

甘草各一兩　紫蘇一兩　麥門冬一兩　叻參一兩

連翹二兩　㕮咀水煎服

治婦人血風頭疼　草烏　山梔子

右為末葱自然汁調搽太陽穴并眉上不可過眼使後避風只看頭痛處塗之

補肝重明丸

羚羊角　生地黃　熟地黃

肉從蓉　枸杞子　防風

草決明各一兩　楮實子半兩　甘菊花

羌活　當歸各一兩　羊子肝四兩煮焙

右為末蜜為丸如梧桐子大每服三十丸

大抵肝主目肝受血而能視血弱則肝氣無以榮養肝氣不榮則膽水不能上運是致童人昏散目力虛弱視物不真此藥大能補養肝血滋膽水退目中隱悶空心鹽湯則引藥性下達日午茶清下別欲上清頭目臨睡酒下則欲榮養肝血不飲酒則用人參當歸湯下久服妙甚

貼諸般赤目及頭風赤腫不開者撞打兩太陽穴痛貼最良

猪牙皂角　黃栢　姜黃

南星　草烏　黃連

右為末姜自然汁調貼太陽穴一二次痛止如有赤障起亦宜貼打傷眼赤腫不開加芙蓉豆粉調貼葱搗貼亦妙

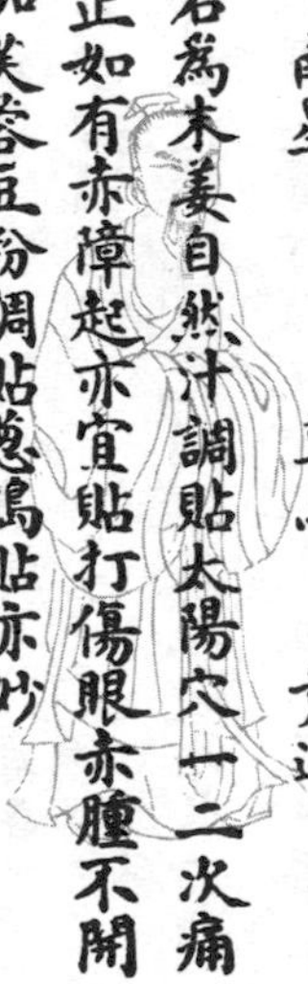

洗諸證眼　黃連　當歸　赤芍藥　滑石

右為末湯泡沉清洗諸般翳障加石膏乳

香柰皮爛眩風蔓荆子五倍子去穰

地黄丸　菊花　木賊半兩　蒼朮一兩　地黄

枸杞子　京芥三錢

右鍊蜜爲丸食後茶下二十丸去風明目

諸證通用

兎絲子丸安神定魄眼目光明虛目可服

熟青皮　車前子　巴戟去心

杜仲蜜炙炒無絲爲度　葳靈仙酒浸　遠志去心

牛膝酒浸　從蓉酒浸　熟地黄一兩

兎絲二兩

右浸藥酒煮麪糊爲丸空心鹽酒湯下三十丸

三黄湯治暴赤腫熱毒

黄連半兩　茯苓半兩　大黄二兩煨

甘草末　朴硝　麥門冬湯食後下

細辛散治撞着瞳人睛疼出血

荆芥穗　車前子　茯苓

細辛　地骨皮三錢　沒藥少許

右空心温酒下

黑神散治婦人血風爛眩或産後月水不調痛不可忍撞打血攻瞳人散血行風孕婦莫服

白朮　茯苓　甘草　茴香

肉桂　玄胡索　生地黄　川芎

芍藥　蒲黄　木香　白芷

當歸　爲末酒調下

努肉臘月雄猪膽用馬牙硝入内將風吹乾

爲末入腦子麝香點之

法製玄明粉用點熱眼赤眼良

右用黄牛粘膽一箇入淨朴硝二錢黄連

一錢實其中當風懸之逐日以鴨翎毛於
膽外掃下硝以盡為度用瓦罌收之臨用
如常法點
小兒痘瘡證不可瀉餘毒只宜用菉豆皮谷
精草入藥內服忌百物常喫螺師為妙
治孩兒痘瘡入目服白柿
治小兒痧痘入目生翳
草決明　天花粉　甘草　赤芍各錢
右為末半錢熱水調下
治生障　瓜蔞根　甘草　決明草
赤芍藥各半錢　蜜湯調下
涼疳丸治小兒疳眼赤爛
苦參　防風　蔓荊子　龍膽草
玄參　為末猪膽糊丸菉豆大茶清下
治斑疹患後睛上有物

白蕪荑去皮五十粒　蕤仁去皮二十粒　蘆會
熊膽各三錢
右四味同研細用生麻油三兩點調攤在
盌內次用熟艾一塊如雞子大裹碗砂乳
香砒三味各如黃豆大三味細研入在艾
內燒烟薰碗內藥以艾盡為度取出細研
每用如粟米大點目中
常洗藥治諸般風熱心熱風毒爛眩赤澁痒
痛障翳流泪婦人血風諸證
五倍子去灰　蔓荊子去白皮熱水洗過
右為末每服二錢用砂甑內水半盞銅錢
三五十箇用紙封口火炙至久紙上破小
孔以氣蒸眼待可用手傾出澄清開眼熱
洗冷即住後再温熱又洗
又洗藥

銅青半兩　白墡土一兩　五倍子一錢半

右同為末用熱湯泡開閉目熱洗眼眩不可入眼內冷即住後再溫熱洗凡爛眩皆可用

茶調散治男子婦人一切風腫痒痛翳爛眩風氣眼流淚昏並皆治之

川芎　防風　羌活各一兩

甘草半兩　木賊　石膏炒

石決明煨　荊芥　薄荷葉

甘菊花各一兩

右為末每服二錢茶清調下

治一切熱眼先用黃連四兩重剉水熬成膏次用大甜瓜一枚切開頂蓋刮去穰子用生薄荷鋪一層放馬牙硝一層重重填滿瓜中仍用瓜頂蓋之吊於當風處三四日其硝自出瓜皮外用鵝毛逐日掃之與黃連膏子一處和勻白器中盛之點熱眼

貼赤眼熱眼　桑葉二兩　荊芥半兩

朴硝二兩　大黃半兩

右為末用蜜水調貼兩太陽穴上退熱血

紫金丸治眼秘方

川芎一兩半　當歸一兩半　楮實半兩

薄荷半兩　瓜蔞根六錢　蔓荊子二兩炒

川椒一兩半焙去目　乾菊花三錢　蜜蒙花三錢

蛇皮三錢浸　荊芥穗三錢浸　地骨皮一兩

已上四味用甘草汁浸過焙乾白蒺藜一兩半去尖泡

右十三味同為細末鍊蜜為丸每丸一錢重隨引子下暗暗青朦者當歸酒下氣障者木香湯下婦人血暈當歸薄荷湯下有

人因熱飲酒患眼三年不分道路服此藥二十五日効有因氣害眼昏暗八年不見光明服此藥四十日効六十日愈明又有因喪母失明四年服此藥五十日効如舊清明

又方治眼疾諸般翳障昏暗大神効

川芎一兩半　當歸一兩半　瓜蔞根六錢生

川椒七錢去子　楮實半兩去子微炒　甘草三錢

甘菊花一兩　蛇蛻三錢　黃連三錢

蔓荊子一兩　木賊一兩童便浸一宿焙乾　薄荷半兩

蜜蒙花一兩　地骨皮一兩　羌活一兩

白蒺藜一兩半　荊芥一兩

右十六味為末鍊蜜丸每服一兩作十丸食後服日二次有翳者米泔水下睛暗者當歸湯下氣障者木香湯下婦人血暈薄荷當歸湯下忌腥酒濕麪物此藥累効

治熱風眼冬青子不以多少搽碎取汁熬成膏子濾極淨於磁罐內盛埋地中七日出火毒用點熱眼

又方黃連朴硝各四兩白水熬成膏點熱眼

又方熱服取鯉魚膽汁點

治爛弦極好先用五倍子蔓荊子洗後用爐甘石二兩火煆以黃連汁童便共淬七八次研細銅青五錢朋砂一錢麝少許牙硝半錢為細末搽眼弦

治小兒周歲未周歲患赤眼者

右用黃連為末以茶清調塗手心足心即愈如腫痛難開加姜黃皂角朴硝為末同敷太陽穴手足心加葱搗敷尤妙

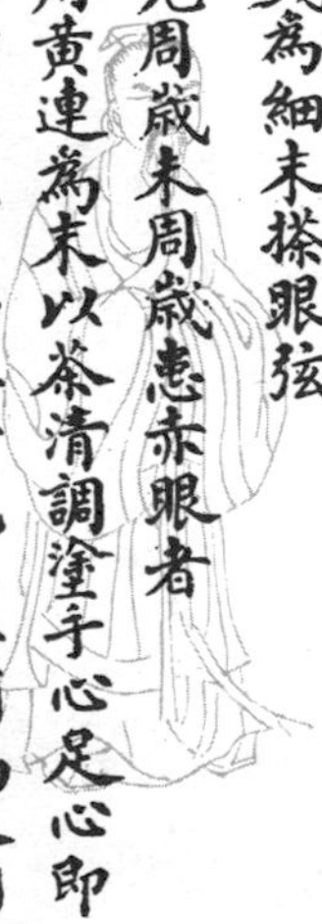

仙傳外科秘方卷之十一

中醫臨床經典⑦

仙傳外科秘方

LG007

（聯合出版單位）

文興出版事業有限公司
地　址：臺中市西屯區漢口路2段231號
電　話：(04)23160278　傳　真：(04)23124123

名山堂文化事業有限公司
地　址：臺北市中正區羅斯福路3段312號8樓
電　話：(02)23658492　傳　真：(02)23644832

發行人：洪心容
總策劃：黃世勳、黃心潔
作　者：趙宜真
執行監製：賀曉帆
美術編輯：林士民
封面設計：林士民
印　刷：上立紙品印刷股份有限公司
地　址：臺中市西屯區永輝路88號
電　話：(04)23175495　傳　真：(04)23175496
總經銷：紅螞蟻圖書有限公司
地　址：臺北市內湖區舊宗路2段121巷28號4樓
電　話：(02)27953656　傳　真：(02)27954100
初　版：西元2005年4月
定　價：新臺幣120元整
ISBN：986-80743-8-X

郵政劃撥
户名：文興出版事業有限公司
帳號：22539747

(本公司出版品郵購價皆以85折優惠讀者，但單次郵購金額未滿新臺幣1000元者，酌收掛號郵寄費40元，若有任何疑問歡迎電話洽詢)

國家圖書館出版品預行編目資料

仙傳外科秘方 / 趙宜眞撰. -- 初版.
-- 臺中市：文興出版，2005〔民94〕
面；　公分. --
（中醫臨床經典；7）
ISBN 986-80743-8-X（平裝）
1.方劑學（中醫） 2.外科（中醫）
414.6　　　　94005135